CONSULTATION

DE

CHIRURGIE,

OU EXAMEN

D'UN RAPPORT

JURIDIQUE,

Fait le 10 Juillet 1767, pour découvrir les Causes de mort d'un Corps humain trouvé flottant sur l'eau, dans le Rhône, à neuf lieues de Lyon.

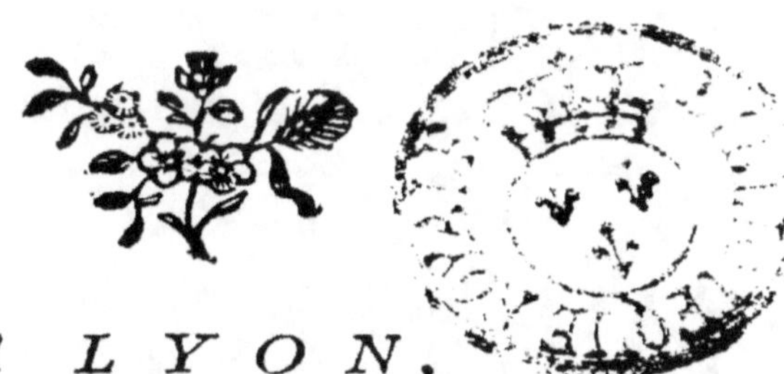

A LYON,

De l'Imprimerie d'AIMÉ DE LA ROCHE, aux Halles de la Grenette.

───────────────

M. DCC. LXVIII.

AVEC APPROBATION ET PERMISSION.

CONSULTATION

DE CHIRURGIE,

Et Examen d'un Rapport Juridique de l'Etat du Cadavre de CLAUDINE ROUGE *, pour découvrir les Causes de sa mort, fait le 10 Juillet 1767, par* MM. Champeaux & Faiſſole, *Chirurgiens à Lyon.*

JE fus conſulté, il y a quelques mois, ſur les Cauſes de mort d'un cadavre trouvé dans le Rhône, au deſſous de Condrieu, à la diſtance de neuf lieues de Lyon. Ayant demandé un détail exact des circonſtances qui avoient accompagné & ſuivi la découverte de ce cadavre, ſur leſquelles je puffe affeoir un Jugement:

Il me fut répondu : 1°. que ce cadavre du fexe féminin, trouvé le 30 Juin, au bord du Rhône, à neuf lieues au deffous de Lyon , furnageoit à cette époque. 2°. Qu'il étoit extrêmement enflé. 3°. Qu'il avoit la langue très - épaiffe , & qu'elle fortoit hors de la bouche d'environ deux pouces. 4°. Qu'il avoit rendu par le nez & par la bouche, une grande quantité de fang fluide & écumeux , après qu'il fut mis hors de l'eau. 5°. Qu'après avoir enfuite été expofé quelques heures à l'ardeur du foleil , fur le fable , toute l'habitude du corps devint très-noire. 6°. Que ce cadavre fut inhumé d'abord dans le fable, au pied d'un faule. 7°. Qu'il fut exhumé trois à quatre jours après , & reconnu pour Claudine Rouge de Lyon , qui avoit difparu de chez fes parents depuis environ huit jours. 8°. Que ce cadavre avoit été inhumé de nouveau dans le Charnier de la Paroiſſe de St. Michel-ſous-Condrieu. 9°. Qu'il avoit été juridiquement de nouveau exhumé le 10 Juillet ſuivant.

D'après-cet expoſé qui me fut certifié vrai, je répondis qu'il étoit très-probable que le cadavre dont il s'agiſſoit, fût celui d'une perſonne morte par la ſubmerſion ; mais que cette déciſion devoit être étayée par des preuves tirées de l'inſpection des parties intérieures, & par l'abſence des ſignes de poiſon & de tout genre de mort violente.

Je n'avois point pour lors connoiſſance du réſultat de la viſite juridique faite par les Chirurgiens aux rapports de Lyon. Je n'ai eu cette connoiſſance que par un écrit imprimé qui vient de m'être remis, & qui contient

A iij

une lettre des Srs. Champeaux &
Faiſſole à M. Louis, & une réponſe
de cet Académicien : j'y vois que,
malgré les preuves confirmatives
de mon jugement qui y ſont ré-
pandues, il s'eſt trouvé diamé-
tralement oppoſé à celui de ces
Meſſieurs, & qu'il y eſt combattu
par des raiſons qui ne paroiſſent
rien moins que victorieuſes.

Ces Meſſieurs ayant publié les
raiſons qu'ils ont cru propres à
étayer leur déciſion, on exige
que j'expoſe de même publiquement celles qui m'ont déterminé
à juger différemment, afin que
les perſonnes éclairées, & à portée de comparer les raiſons des
uns & des autres, & les réſultats,
puiſſent prononcer de quel côté
eſt la vérité. Comme il importe
à la tranquillité de quelques
citoyens qu'elle ſoit miſe dans
tout ſon jour, je ne puis me
refuſer à ce motif.

Pour remplir cet objet, avant que de préfenter les raifons & les motifs de mon jugement, je vais examiner fuccintement le rapport dont il s'agit, & les conféquences qui en font déduites.

Ce rapport fait quinze jours après que Claudine Rouge eut difparu de chez fes parents ; qu'elle eut refté environ cinq jours fous l'eau ; qu'elle eut été expofée enfuite fur le gravier, dans la faifon la plus chaude de l'année, & après avoir été inhumée & exhumée deux fois, eft conçu en ces termes :

Nous Chirurgiens du Roi, Députés aux Rapports en Juftice, Gradués, & Maîtres en Chirurgie à Lyon, certifions qu'en conféquence de l'Ordonnance rendue, le feptieme jour du courant, par M. le Préfident Dugas, Lieutenant Criminel en la Sénéchauffée & Siege

*Préfidial de Lyon, fur les Conclu-
fions & à la Requête de* **M.** *le
Procureur du Roi auxdits Sieges,
nous nous fommes tranfportés dans
le Charnier de la Paroiffe de Saint-
Michel-fous-Condrieu, pour procéder au rapport des caufes de mort
de Claudine* **Rouge** *, où après
l'exhumation de fon cadavre que
nous avons trouvé dans une Bière
découverte, enveloppé d'une groffe
toile, vêtu d'une efpece de cafaquin
d'indienne, rouge & blanc, &
d'une chemife de toile neuve ; l'ayant
attentivement vifité, nous avons
trouvé la tête fans tégument, le
crâne à découvert & fans fracture,
la face, le col & les extrêmités
fupérieures rongées par les vers, la
poitrine & le ventre n'étant pas
encore ouverts par ces infectes, &
la putridité ;* pudenda fine pilis,
vafifque naturalis exteriora vermibus jam depafta ; *les extrêmités
inférieures prodigieufement bour-*

souflées & presque sans épiderme ou surpeau. D'après ce détail, il nous a été impossible de reconnoître aucune cause de mort sur toute l'habitude extérieure. Ayant procédé à l'ouverture du cadavre, nous avons trouvé les vaisseaux du cerveau très-engorgés, *le cœur dans son intégrité à peu-près naturelle*, *les poumons extrêmement affaissés & sans eau dans leur intérieur ; delà nous avons ouvert le bas-ventre ; tous les visceres de cette capacité nous ont paru être dans leur état naturel.* Ayant fait l'ouverture de l'estomac, nous l'avons trouvé rempli d'une pâte verdâtre que nous pensons être de l'herbage que ladite Rouge avoit mangé, environ une heure avant sa mort, attendu que la digestion de ces alimens ne faisoit que commencer. Nous jugeons d'après tout ce que nous venons de dire, que cette fille a péri d'une mort violente, *peu-de temps après avoir mangé, & qu'elle a été jetée dans l'eau après sa mort ; étant dans l'impossibilité de reconnoître quel est positivement le genre de mort qu'elle a éprouvé, eu égard à la putridité dont nous avons parlé ; ce qui nous fait présumer que ce cadavre a resté long-temps dans l'eau, de laquelle l'on nous a dit l'avoir retiré ; ce que nous attestons véritable. A Saint. Michel-sous-Condrieu, le 10 Juillet 1767.*

Signé, FAISSOLE
& CHAMPEAUX.

On voit d'après ce rapport que la visite du cadavre de Claudine Rouge a fourni quelques observations d'après lesquelles MM. Champeaux, Faissole & Louis ont cru pouvoir prononcer que cette fille n'avoit point été noyée, mais qu'elle étoit morte d'une mort violente, avant que d'être jetée dans le fleuve,

L'examen des parties extérieu-res ne leur a fait connoître, disent-ils, aucune cause de mort. Nous observerons à ce sujet, 1°. Que *l'intégrité du crâne sans fracture* exclut du moins plusieurs genres de la mort violente qu'ils ont vaguement prononcée. 2°. Que les *extrémités inférieures pro-digieusement boursouflées,* font une preuve qui concourt à établir que cette fille a été noyée, & non qu'elle a éprouvé un autre genre de mort.

Ils ont tiré les prétendues preuves d'une mort violente, de leurs Observations sur les *Parties internes.*

La 1re. de ces observations, c'est que « le cœur s'est trouvé » dans son intégrité naturelle. » La 2e. est que les vaisseaux du » cerveau se font trouvés très- » engorgés. La 3e. que les visce- » res du bas-ventre étoient dans

L'examen des parties extérieu-res n'a fait reconnoî-tre aucune cause de mort.

Les con-séquences de cause de mort ont été tirées de l'inspec-tion des parties in-ternes.

A vj

» leur état naturel. La 4e. que
» l'eſtomac étoit rempli d'une
» pâte verdâtre qu'on a penſé
» être de l'herbage mangé envi-
» ron une heure avant la mort.
» La 5e. que les poumons étoient
» extrèmement affaiſſés, & ſans
» eau dans leur intérieur. »

1°. *Le Cœur dans ſon intégrité à-peu-près naturelle.*

Cette obſervation, quelqu'im-parfaite qu'elle ſoit, ne préſente du moins aucune preuve de mort violente. Ce même cœur pouvoit donner des preuves de ſubmerſion, par le ſang qu'il contenoit, com-me nous le verrons ci-après, ſi on avoit obſervé & décrit, comme il convenoit, l'état de ce viſcere; car il s'agiſſoit de ſavoir préciſé-ment, & non *à-peu-près*, comme ils le diſent, ſi le cœur étoit entier ou non; ſi l'un des ventri-cules ou des oreillettes étoit rom-pu; s'il n'y avoit point de ſang dans les oreillettes, ou dans les ventricules ; dans lesquels il s'en trouvoit, & en quelle quantité. L'expreſſion louche *à - peu - près dans ſon intégrité* prouve claire-ment que le cœur, ou quelques-unes des parties étoient altérés.

On a de même négligé de remarquer, ou de rapporter dans quel état ſe trouvoient les arteres, les veines pulmonaires, & les veines caves ; ſi elles étoient rem-plies ou non de ſang, ce qui au-roit fourni beaucoup de lumieres ſur l'objet cherché ; car l'expé-rience conſtante a toujours mon-tré que l'oreillette droite du cœur, les veines caves, & les arteres pulmonaires ſe trouvoient fort engorgées dans les cadavres des perſonnes noyées.

2°. *L'engorgement des vaiſſeaux du cerveau* ne peut pas mieux prouver l'étranglement, ou toute autre mort violente que la ſub-

L'engorgement du cerveau, figne équivoque de plufieurs genres de mort.

merfion. M. Louis en convient dans fa réponfe, pag. 6, & dit » que l'engorgement des vaiffeaux » de l'intérieur de la tête feul eft » un figne équivoque, puifqu'il » fe manifefte en beaucoup de cas, » & qu'il eft l'effet de plufieurs » caufes différentes. » Effectivement ce figne ne peut être que confirmatif de quelqu'autre figne décifif, foit de l'apoplexie, foit de la fuffocation hyftérique, de l'épilepfie, de la fuffocation par le défaut de reffort de l'air, ou par le défaut de la fraîcheur relative de ce même air, de la mort après des coups à la tête, après des chûtes, &c. La chûte & les coups à la tête peuvent bien avoir eu lieu en même temps que la fubmerfion, fi on adopte le bruit qui s'eft répandu, que Claudine Rouge a pu tomber, en pourfuivant fon chat, par inadvertance, dans le fac des lieux communs, situé au bas d'un escalier, au fond de la cour d'une maison attenante à celle de son pere, qui étoient ouverts lors de sa disparution ; (*a*) & qu'elle a pu être étouffée & noyée dans ce même sac des lieux, & avoir été emportée dans le fleuve par les vuidangeurs qui l'auroient trouvée morte, & qui auroient craint les recherches de la Justice, & les peines dues à leur imprudence : mais de quelque façon que la mort de cette fille ait eu lieu,

(*a*) Un fait semblable arriva, il y a peu d'années, à Lyon. La fille de Mr..... Marchand de soie, rue de la Poulaillerie, descendit sur les huit heures du soir, pour aller prendre du vin pour le souper, dans la cave de son pere ; comme elle ne revenoit pas au bout d'un certain temps, on fut inquiet sur son sort ; on fit des perquisitions dans le quartier : comme on ne la découvroit point ; qu'on trouva la porte de la cave fermée, & le chandelier de cette fille près de l'entrée d'une fosse d'aisance ouverte, on soupçonna qu'elle y étoit tombée par inadvertance : on fouilla, elle fut trouvée morte-noyée.

nous démontrerons qu'elle a été produite par la submersion.

3°. Les *visceres du bas-ventre dans leur état naturel*, non seulement ne prouvent pas une mort violente, mais n'en fournissent pas même le moindre indice. Si l'état particulier des visceres & des vaisseaux sanguins de cette partie avoit été observé & décrit, comme il convenoit, on en pourroit tirer des conséquences pour ou contre la submersion.

4°. *L'estomac rempli d'une pâte verdâtre qu'on a pensé être de l'herbage mangé environ une heure avant la mort*, ne peut fournir aucune preuve, ni même un indice d'une mort violente. J'ai trouvé quelquefois dans l'estomac de quelques personnes étranglées, du sang épanché, ou les vaisseaux de ce viscere engorgés ainsi que ceux de la rate. MM. Champeaux & Faissole ne disent pas avoir

Par l'inspection de l'estomac, il a été impossible de constater que cette fille fût morte rien obfervé de femblable ; il falloit cependant faire mention de ce qui en étoit : mais ils font une fuppofition gratuite, en affurant que l'herbe qu'ils ont cru former cette pâte verdâtre, n'avoit été mangée qu'une heure environ avant la mort ; parce que cette herbe a pu féjourner indigefte affez long-temps dans l'eftomac ; mais cela eft indifférent à notre fujet. *une heure après avoir mangé.*

5°. *Les poumons fe font trouvés affaiffés, & fans eau.* Nous avons vu jufqu'ici que toutes les obfervations contenues dans le rapport, loin de fournir les preuves d'une mort violente, ne donnent que des indices de la fubmerfion.

Il ne refte donc de reffource à MM. les Chirurgiens aux Rapports, que dans cette derniere obfervation, pour établir leur affertion, que Claudine Rouge a péri de mort violente ; qu'elle n'avoit point été noyée, soit dans le sac des lieux, soit dans le fleuve; que cette mort violente quelconque lui est arrivée peu de temps après avoir mangé de l'herbage, & qu'elle a été jetée dans l'eau après sa mort.

Si cette observation avoit été faite un ou deux jours après sa mort, elle seroit concluante en faveur de l'opinion que nous combattons : mais la conséquence qu'on en doit tirer quinze jours après, est bien différente de celle qu'il a plu à MM. Champeaux & Faissole d'adopter. Effectivement nous ferons voir par la suite, que ce signe qui a paru décisif à ces MM. pour fonder leur opinion, ne leur est pas plus favorable que les observations précédentes ; nous ferons voir, dis-je, que ces signes observés quinze jours après la mort de Claudine Rouge, étoient non seulement une preuve qu'elle avoit été noyée, mais encore qu'elle n'avoit pas pu périr d'une autre maniere.

La description que MM. les Chirurgiens aux Rapports ont faite de l'état des poumons, n'eſt pas plus exacte que celle des autres parties : ils ſe ſont contentés de dire ce qui leur a paru à l'extérieur, c'eſt-à-dire, qu'ils étoient affaiſſés, & qu'ils ne contenoient pas de l'eau ; ils ont négligé d'examiner la ſubſtance intérieure des poumons, & leur couleur, les bronches, & leurs ramifications, les vaiſſeaux répandus dans la ſubſtance de ce viſcere, &c. Ils ont dû remarquer que, quoique les poumons paruſſent affaiſſés par la ſortie de l'air, les vaiſſeaux étoient encore engorgés, ou que leurs ramifications qui rampent ſur la ſurface des véſicules, étoient ouvertes,

Deſcription des poumons, fautive, inexacte.

& avoient laiſſé échapper du ſang dans les bronches, comme nous le ferons voir ci-après (Queſt. I. & IV.)

Leur rapport eſt encore, comme on voit, fort inexact à cet égard ; il importoit cependant beaucoup d'avoir la connoiſſance de tous ces objets qu'ils ont paſſé ſous ſilence : elle auroit dicté le jugement, après avoir conduit à découvrir plus ſûrement la vérité, que les *vaiſſeaux engorgés du cerveau & la pâte verdâtre contenue dans l'eſtomac*, dont ils ont fait mention, & qui montrent d'autant moins ce qu'ils ont envie de prouver, que l'état des poumons bien vus, & bien décrits, auroit prouvé plus clairement notre ſentiment.

La ſubmerſion eſt le genre de mort qu'a éprouvé Les obſervations ci-deſſus qui ont été la baſe du jugement des Chirurgiens aux Rapports, ne préſentent, comme on voit, au-

aucun figne décifif d'une mort violente. L'abfence de ces fignes n'ajoute pas peu à la force des preuves qui établiffent la fubmer- fion. Claudin Rouge.

Par ce que nous avons dit, & ce qu'il nous refte à expofer, il fera donc démontré, 1°. Que MM. Champeaux & Faiffole n'ont fait qu'un rapport très-inexact & incomplet. 2°. Que d'après leurs obfervations mêmes, quelque imparfaites qu'elles foient, ils ne pouvoient naturellement, & ne devoient pas conclure une mort violente, & exclure la fub- merfion. 3°. Que la fubmerfion eft véritablement le genre de mort que Claudine Rouge a éprouvé.

Pour mettre ces vérités dans un plus grand jour, nous exami- nerons les quatre queftions fui- vantes.

1°. Quels font les fignes cer- tains par lefquels on peut reconnoître si c'est par la submersion, ou par toute autre cause qu'a péri un homme dont le cadavre est trouvé dans un lac ou dans une riviere, peu de temps après sa mort ?

2°. Si, après plusieurs jours de submersion, les mêmes signes qu'un cadavre a donnés, ou dû donner d'abord, subsistent encore dans le même état; & quels sont ceux qui succedent aux premiers?

3°. Si l'engorgement des vaisseaux du cerveau dans un cadavre trouvé dans l'eau, peut servir de preuve exclusive de tout autre genre de mort que de la submersion ?

4°. Si l'affaissement des poumons, & l'absence de l'eau dans leur intérieur est plutôt un signe de tout autre genre de mort violente, que de la submersion, lorsque ce cadavre trouvé, a resté plusieurs jours dans l'eau, au mois de Juin ; qu'il a rendu beaucoup de fang écumeux par le nez & par la bouche ; qu'il a été inhumé & exhumé plufieurs fois ; & qu'il s'eft écoulé environ quinze jours, jufqu'au jour de l'examen & de la vifite , dans la faifon la plus chaude de l'année ?

QUESTION PREMIERE.

QUELS font les fignes certains par lefquels on peut reconnoître fi c'eft par fubmerfion, ou par toute autre caufe , qu'a perdu la vie un homme dont le cadavre a été trouvé dans un lac , ou dans une riviere peu de temps après fa mort ?

Les fignes extérieurs qui s'obfervent à l'infpection du cadavre d'un homme noyé, peu d'heures après qu'il eft mort par la fubmerfion, fe réduifent à ceux ci.

L'on remarque d'abord une

Signes extérieurs d'un noyé.

grande quantité d'écume vifqueufe qui fort par le nez & par
la bouche ; les paupieres , les
levres , le nez font enflés ; les
oreilles & le refte des téguments
font d'une couleur plombée ; la
langue plus ou moins tuméfiée,
à proportion de ce qu'il a refté
plus long-temps fubmergé , s'a-
vance hors de la bouche. L'obfervation a montré que ce figne
augmentoit à proportion de la
diminution dans l'évacuation de
cette écume. Le col eft fort enflé ;
la poitrine eft élevée ; le bas-
ventre , les hypocondres & les
cuiffes font auffi fort enflés & tendus ; les ongles des pieds & des
mains font de couleur plombée.

Ces fignes extérieurs font
connus de tout le monde. Dans
cet état un cadavre refte plongé
au fond de l'eau , à moins que
la rapidité du courant ne l'entraîne en le roulant dans le fond ;
car

car il ne furnage que quelques jours après, ainfi que nous le verrons ci-deffous, (Queft. II.)

Si l'on procede à l'ouverture du cadavre; que l'on commence l'examen par les vifceres du bas-ventre, l'on trouve toutes les veines, tant les méfentériques, que la veine-porte & la veine-cave, remplies de fang; les membranes des inteftins & de l'efto-mac ont quelquefois de petites taches d'un rouge-brun; le foie eft d'une couleur plus brune, plus foncée que dans l'état naturel; la véficule du fiel eft toujours fort remplie. Dès que l'on coupe les téguments & les mufcles, les inteftins s'avancent & fe portent en dehors; parce que la diftention de la poitrine tenant le diaphragme applani vers le bas-ventre, tous les vifceres qui y font contenus, fe trouvent mutuellement comprimés & preffés de toutes parts.

B

L'on ne trouve guere l'eſtomac & les inteſtins remplis d'eau, à moins que les noyés n'en aient bu, lorſqu'ils ſont revenus ſur la ſurface en ſe débattant, ou avant que de ſe noyer ; car il n'eſt pas aiſé de concevoir comment ils auroient pu l'avaler du moins involontairement, pendant leur ſéjour dans l'eau. L'expérience m'a fait voir pluſieurs fois qu'ayant été aſſez heureux, pour rappeller à la vie, des noyés, le premier exercice de leurs fonctions naturelles, avant que la circulation fût ſenſiblement rétablie, a été des déjections de matieres très-fétides, & très-peu délayées ; & peu de temps après, des vomiſſements d'une bile jeaune, très-épaiſſe.

En continuant cet examen ſur les viſceres contenus dans la poitrine, l'on trouve les poumons très-diſtendus, plus rouges qu'ils

ne font dans les cas de mort produite par une autre caufe. La
plévre paroît d'un rouge tirant
fur le brun ; toutes les veines qui
fe découvrent fur fa furface, font
extrêmement remplies. L'ouverture du péricarde fait découvrir
que les veines-caves, tant fupérieures qu'inférieures, l'artere
pulmonaire, & le fac des oreillettes droites & gauches, font
remplies & engorgées de fang
noir & coagulé. J'en ai peu trouvé
dans le ventricule gauche, &
dans l'aorte de ceux que j'ai eu
occafion d'ouvrir. A l'ouverture
de la trachée-artere & des bronches, on les trouve remplies d'une
écume vifqueufe qui eft formée
par l'eau qui s'y eft introduite
lors des infpirations involontaires
auxquelles le fubmergé a été
forcé, & qui s'y eft mêlée avec
l'air qu'elle contenoit.

L'épiglotte ne ferme point la

glotte, comme elle le fait dans les cadavres morts par maladie.

Toutes les veines du col, de la face, & les finus de l'intérieur de la tête font très-remplis de fang; & cela doit être ainfi, puifque le défaut d'air en a empêché le retour (*a*).

Tels font les fignes à la faveur defquels on diftingue les cadavres des perfonnes noyées, fi on les retire de l'eau, peu de temps après qu'ils font morts. Ces fignes font connus de tout le monde; mais ils éprouvent différents changements, fuivant le féjour plus ou moins long, que ces cadavres ont fait fous les eaux, & fuivant les divers états où ils fe feront trouvés après leur fortie de l'eau, jufques au temps de l'examen.

(*a*) J'ai vu des perfonnes fubmergées dont le col étoit fort tuméfié, quoiqu'elles ne fuffent point encore mortes.

29

Par cet exposé il est évident que tout animal qui meurt par la submersion, doit avoir les canaux bronchiques & les vésicules auxquelles ils aboutissent, remplis d'écume visqueuse, s'il est retiré de l'eau, & examiné peu de temps après sa mort.

Cette proposition générale souffre des exceptions dans les cas suivants. L'on ne trouve plus de cette écume visqueuse dans les canaux bronchiques, & dans la trachée-artere des cadavres que l'on a laissés quelque temps suspendus par les pieds, suivant l'usage ridicule, observé par le peuple, après les avoir retirés de l'eau, ni dans ceux qu'on a agités en divers sens, ni dans ceux chez qui la pourriture s'étant établie au bout de quelques jours, comme dans celui de Claudine Rouge, le sang qui engorgeoit les poumons, s'est extravasé

Exception des cas où l'on ne trouve point de cette écume.

B iij

& échappé par la bouche de la maniere que nous l'expliquerons ci-après, parce que dans tous ces cas, cette écume a été expulsée.

Je vis, l'année derniere, le cadavre d'un homme noyé depuis quelques heures seulement, qui n'avoit plus de cette écume, après avoir été roulé & agité dans un tonneau défoncé.

Au reste quelques personnes peuvent mourir dans l'eau, sans que la submersion même soit la cause de leur mort.

Il se trouve des personnes du sexe qui s'évanouissent dans le bain, ou en entrant dans un fleuve, & périroient dans cet état, si elles n'en étoient promptement retirées & secourues ; soit que la peur, la surprise suspende promptement toutes les fonctions vitales, soit que l'impression du froid, ou le reflux subit du sang vers les

parties intérieures par la compreſſion des vaiſſeaux qui ſe trouvent à l'habitude du corps, ou
quelqu'autre cauſe ou diſpoſition
morbifique particuliere aient part
à cet effet ; les cauſes de mort
ſeront très-difficiles à établir dans
tous ces cas.

Une indigeſtion, la cardial-
gie, peuvent auſſi faire périr
une perſonne qui ſe baigne
dans l'eau froide immédiatement après ſon repas ; la ſup-
preſſion ſubite du flux périodi-
que des perſonnes du ſexe dans
le bain froid peut auſſi produire
cet effet, &c.

L'Eté dernier le Sr. Vachon,
Négociant à Lyon, rue Dubois,
alla ſe baigner immédiatement
après ſon ſouper, ſur la rive de
la Saône. Il y avoit à peine une
demi-heure qu'il étoit dans l'eau,
aſſis ſur le gravier, dans un
endroit où il ſe trouvoit environ

trois pieds d'eau, lorſqu'on s'apperçut qu'il étoit ſubmergé. Il fut retiré promptement & porté dans ſon lit, où je le vis peu de temps après. Je remarquai d'abord qu'il n'avoit point de bouffiſſure, & qu'il ne rendoit point d'écume par le nez, ni par la bouche : j'obſervai enſuite qu'il avoit la prunelle fort dilatée, la face d'un rouge plombé, les ailes du nez un peu dilatées ; les levres enflées étoient d'un rouge brun ; les veines jugulaires & les autres vaiſſeaux de la tête & de la face fort tendus & fort remplis.

Je lui ouvris une des jugulaires dont je laiſſai couler tout ce que je pus de ſang ; mais tout fut inutile.

M. Louis fait mention de *deux ivrognes qui étoient tombés dans une riviere, dans les bronches deſquels l'on n'a point trouvé d'eau :* l'Auteur penſe que le ſaiſiſſement caufé par le froid eſt la cauſe de leur mort.

Quelques autres accidents particuliers peuvent encore cauſer la mort dans le bain, ſans que la ſubmerſion, & les ſignes qui la caractériſent, puiſſent s'y rencontrer, tels que l'épilepſie & autres. Il eſt alors très-difficile à un Médecin & à un Chirurgien, quelque étendues que ſoient leurs connoiſſances, de pouvoir ſtatuer poſitivement ſur les vraies cauſes de mort d'un cadavre trouvé dans l'eau, examiné & ouvert dans de ſemblables circonſtances ; parce que ſouvent les cauſes déletaires ne ſubſiſtent que pendant la vie, & ne laiſſent aucun veſtige auquel on puiſſe les reconnoître après la mort.

Il n'en eſt pas de même des cauſes de mort des perſonnes noyées ; elles laiſſent après elles des ſignes propres, comme nous

Cauſe de mort des noyés.

B v

avons vu, tant à l'extérieur, qu'à l'intérieur. Telle eſt la cauſe de leur mort. Lorſqu'un homme eſt tout-à-coup plongé dans l'eau, de maniere que les ouvertures du nez & de la bouche ne communiquent plus avec l'athmoſphere, il ſe trouve privé de l'air néceſſaire pour reſpirer ; cette fonction lui eſt interdite : il fait cependant de grands efforts pour inſpirer; à la faveur de ces efforts & de l'élévation de l'épiglotte, il s'introduit de l'eau dans la trachée-artere & dans les bronches ; le réſultat de cette privation de l'air, & de l'entrée de l'eau dans la trachée-artere eſt l'interruption de la reſpiration & de la circulation du ſang, ſans leſquelles la vie ne peut ſubſiſter.

Le ſang ſe trouve pour lors en ſtagnation dans les poumons, dans les veines-caves, tant ſupérieures qu'inférieures , & dans les autres veines desquelles elles doivent rapporter le sang dans les oreillettes & dans le cœur, (voyez Quest. IV.) Ce viscere ainsi privé du sang qui doit lui être fourni sans interruption , cesse ses fonctions, & cette cessation est la mort.

Temps
de la mort
des noyés.

L'air n'est pas seulement nécessaire pour la respiration, mais encore pour le rafraîchissement & condensation du sang veinal qui , après différentes circulations, vient recevoir cette préparation dans les poumons ; là il multiplie prodigieusement ses surfaces par une infinité de petits rameaux qui rampent sur les vésicules très-déliées du poumon, & où il éprouve le contact immédiat de l'air froid inspiré.

Le nouvel air qui s'introduit dans les bronches lors de l'inspiration ,tient suspendue la colonne du sang qui revient des parties supérieures , & chasse dans les veines pulmonaires le sang qui a été dispersé dans les ramifications des arteres pulmonaires ; les vaisseaux qui rapportent le sang des parties supérieures, ne se déchargent que dans le temps de l'expiration. Il est donc évident que, lorsque ce fluide vient à perdre son élasticité, ou à devenir trop raréfié , ou à manquer tout-à-coup , soit dans le vuide, soit sous les eaux, & que la respiration est très - affoiblie , ou interrompue , le sang s'accumule dans les capillaires des vaisseaux pulmonaires , les distend , en force le diametre en les remplissant autant qu'il est possible.

Le retour du sang de la tête & des parties supérieures ne pouvant se faire que pendant l'expiration , il est évident que les vaisseaux de ces parties doivent toujours se trouver fort engorgés, de même que ceux des poumons, dans les personnes noyées, puis-qu'elles ne peuvent point expirer, & qu'au contraire elles font sans cesse des efforts pour inspirer avant leur mort, & qu'à la faveur de cette inspiration continuée, le sang continue aussi à être chassé par le cœur dans ces parties, d'où il ne peut revenir en même quan-tité & en même temps, parce que l'expiration ne peut avoir lieu.

Le retour du sang étant em-pêché, l'action vitale des ventri-cules du cœur continue (*a*) à faire avancer celui qu'ils ont reçu, jusqu'à ce que toute la colonne de l'artere pulmonaire soit arrêtée par la digue qui se trouve dans les poumons engor-

(*a*) Le cœur d'un animal continue son mou-vement aussi long-temps qu'il conserve sa cha-leur : c'est ce qu'on observe, après avoir ôté le cœur à un animal qui étoit vivant.

gés ; c'est-là le moment de la mort des personnes noyées.

Cet engorgement des poumons est la cause de l'hémophtysie qui arrive à ceux qui sont assez heureux, pour être rappellés à la vie, après la submersion ; delà vient aussi que les cadavres des personnes noyées, comme celui de Claudine Rouge, rendent du sang par la bouche, lorsqu'ils sont hors de l'eau, que la putréfaction a commencé à s'établir, & que les ramifications des vaisseaux des poumons se sont ouvertes. A la faveur de ces ouvertures, les poumons se dégorgent, & paroissent ensuite affaissés, & sans eau, comme on dit avoir vu ceux de Claudine Rouge.

D'après l'exposé que nous venons de faire des signes propres à la submersion, on peut déjà, en les comparant avec le rapport de l'etat du cadavre de cette fille,

& avec le jugement qu'on en a porté, apprécier l'exactitude de l'un, & la conséquence de l'autre.

QUESTION II.

Si après plusieurs jours de submersion, les mêmes signes qu'un cadavre a donné ou dû donner peu de temps après la mort, subsistent encore dans le même état, & quels sont ceux qui succedent aux premiers ?

Immédiatement après la submersion, le cadavre d'un noyé demeure plongé au fond de l'eau, à moins que la rapidité du courant ne l'entraîne ; mais il ne peut surnager, parce qu'il est encore plus pesant qu'un égal volume d'eau. (*a*)

(*a*) La pesanteur spécifique d'un cadavre noyé est à celle d'un égal volume d'eau ce qu'est $96 = 72$. la force d'immersion est $25 + 72$, parce que le cadavre ne surnage que lorsque l'air par la dilatation en a augmenté le volume d'$\frac{1}{25}$.

Ce cadavre reſte dans cet état cinq à ſix jours, quelquefois juſ-ques à huit, ſuivant le degré de chaleur plus ou moins grand de l'eau & de l'athmoſphere. L'eau dont ce cadavre eſt envi-ronné, comprime d'abord tous les vaiſſeaux répandus à l'habi-tude du corps, fait refluer le ſang vers l'intérieur; elle ramollit & relâche peu à peu l'épiderme & la peau, les diſpoſe à céder dans l'enflure générale qui doit ſuccéder. Le ſang en ſtagnation eſt d'abord réduit en une eſpece de *coagulum*, enſuite il com-mence à ſe décompoſer & à redevenir fluide. L'air intérieur cherche à ſe mettre en liberté, à jouir de ſon reſſort ; il ſe dégage, ſe raréfie par le mouvement inte-ſtin de la fermentation ; toutes les humeurs ſont de même raré-fiées : de cette raréfaction réſulte l'augmentation du volume de tous ces fluides, les vaiſſeaux ſont diſtendus ; en conſéquence, le volume du cadavre augmente ſenſiblement, & on le voit bien-tôt ſurnager. Ces changements s'operent avec plus ou moins de rapidité, ſuivant le vent qui a ſoufflé & ſuivant le degré de chaleur plus ou moins grand de l'eau & de l'athmoſphere.

Si ce cadavre eſt dans un cou-rant profond & peu agité, lorſ-que l'air intérieur, raréfié ainſi que les humeurs, en ont ſuffi-ſamment augmenté le volume pour qu'il ſurnage, environ cinq à ſix heures avant que ce cadavre s'éleve ſur la ſurface de l'eau, l'on apperçoit dans l'endroit où il eſt plongé, des bulles d'air qui s'élancent du fond & qui ſortent avec quelque bruit. Ces ſignes m'ont ſouvent fait décou-vrir l'endroit où étoient des noyés que l'on avoit long-temps inutilement cherchés dans la riviere. Il n'y a guere que quatre mois que j'ai vérifié encore deux fois cette obfervation; l'une fur le fils Rouffet noyé dans la Saône près du Pont-de-Pierre du côté de la Pêcherie ; l'autre fur un Matelot noyé dans le Rhône près du Pont de la Guillotiere.

Nous avons dit ci-devant que la fermentation putride qui s'établiffoit dans le fang contenu dans les vaiffeaux des poumons , raréfioit ce fluide; que l'air intérieur pareillement raréfié tendoit à fe mettre en liberté ; & enfin , que la raréfaction de ces fluides diftendoit de plus en plus les vaiffeaux du poumon & augmentoit le volume de ce vifcere.

Effets de la diftention du volume des poumons. Le premier effet de cette augmentation de volume des poumons, eft la compreffion des véficules & des canaux bronchiques , d'où réfulte l'expulfion par le nez & la bouche de l'écume visqueuse formée par le mélange de l'air contenu dans tout le canal de la·respiration , & de l'humeur visqueuse qui le lubrifie avec l'eau introduite lors de la submersion. Cette écume se décompose dans le temps indiqué, l'air se sépare de l'eau , se dégage & forme ces bulles d'air que nous avons vu s'élever à la surface du fleuve.

L'expulsion de cette écume se fait avant ou en même temps que celle du sang épanché dans les bronches par la rupture des vaisseaux des poumons, qui ne tarde pas à avoir lieu, d'où suit nécessairement l'affaissement de ce viscere, comme il sera amplement expliqué (Quest. IV.)

Il résulte encore de l'augmentation de volume des poumons, & de la pression qu'ils exercent sur les bronches , que tout le canal de la refpiration eft élevé ; que le larinx ou la partie fupé-rieure de ce canal étant pouffé en conféquence vers la bouche , la langue qui eft attachée par fa racine au larinx , eft forcée de fuivre le mouvement imprimé au canal , & de s'avancer auffi elle-même hors de la bouche ; elle y fait plus ou moins de faillie , à proportion de ce que les poumons font plus ou moins dilatés & que la preffion qu'ils exercent fur les bronches eft plus ou moins confidérable.

Les Auteurs du Rapport croient que la fortie de la langue hors de la bouche & l'hémorrhagie qui furvient aux cadavres des noyés , font des fignes qui cara-ctérifent l'étranglement & non la fubmerfion. Il eft évident qu'ils ont été & qu'ils font encore dans l'erreur à ce fujet.

Les obfervations que j'ai faites

ſur les cadavres des hommes étranglés, ne m'ont jamais fait voir qu'ils fuſſent enflés généralement comme dans les cas de ſubmerſion, ni qu'ils rendiſſent du ſang par le nez & par la bouche; il eſt auſſi très-rare qu'ils aient la langue hors de la bouche: cet effet arrive ſeulement lorſque la corde qui les a étranglés a été fixée au deſſous des cartilages du larinx, parce qu'alors, en faiſant remonter les cartilages, elle fait ſortir la langue; mais ſi la corde eſt fixée au deſſus, la langue eſt retirée au fond de la bouche & ne peut paroître au dehors.

Lorſque le cadavre eſt monté naturellement au deſſus de l'eau par l'augmentation de ſon volume,& qu'il ſurnage par les cauſes que nous venons d'indiquer, ſi on le retire de l'eau, ſoit en hiver, ſoit en été, il eſt dans un état d'enflure générale , ou espece particuliere d'emphyseme. La langue enflée sort de la bouche ; toute la peau se noircit , & ce cadavre rend par le nez & par la bouche une assez grande quantité de sang fluide & écumeux, par les raisons & le méchanisme que nous avons expliqué & que nous développerons encore (Q. IV.)

Il est arrivé qu'on m'est venu demander du secours pour un cadavre dans cet état , parce que des personnes qui avoient vu cette sorte d'hémorrhagie , croyoient qu'on pourroit le rappeller à la vie.

Tels sont les signes propres de la submersion , qui succedent à ceux dont nous avons fait le détail (Quest. I.)

On voit : 1°. par l'exposé raisonné des uns & des autres, qu'ils different sensiblement entr'eux , fuivant le temps de l'obfervation ; ou pour mieux dire , que chaque temps , depuis la fubmerfion juf-qu'à la deftruction du cadavre , a fes fignes particuliers & propres.

2°. Qu'indépendamment des variations & des changements que le temps apporte à ces fignes , il eft encore des différences dé-pendantes de la nature & de la difpofition des parties du cada-vre , du rapport qu'elles ont en-tr'elles , des altérations & des changements fucceffifs dont elles font fufceptibles ; de la faifon ou de la température de l'air ; du féjour plus ou moins long qu'un cadavre aura fait dans l'eau ; des différents états où ce même cada-vre fe fera trouvé, foit dans l'eau, foit hors de l'eau, depuis l'inftant de la fubmerfion. Et par exem-ple, qu'un cadavre foit examiné après avoir féjourné immobile quelques jours dans un lac , ou

Confidé-rations ef-fentielles pour juger quelles au-roient été les caufes de mort d'un corps trouvé.

dans la mer ; & un autre après avoir été roulé & entraîné au fond d'un courant rapide, comme celui de Claudine Rouge, jufqu'à la diftance de 9 lieues au-delà de l'endroit de la fubmerfion ; il doit réfulter, du moins à l'extérieur, de grandes différences entre l'un & l'autre ; des meurtriffures, des folutions de continuité produites par le choc des cailloux & la rencontre de quelques racines ou troncs d'arbres, &c. pourront repréfenter des fignes de mort violente à des Obfervateurs peu réfléchis.

Source de l'erreur du jugement fait par le Rapport.

Quiconque chargé de rechercher les caufes de mort d'un cadavre, ignorera, ou n'aura pas préfents à l'efprit, tous les fignes que nous avons affignés à la fubmerfion, avec toutes les différences dont ils font fufceptibles, relativement au temps, au féjour dans l'eau, à la faifon, &c. & les

caufes

cauſes phyſiques de ces différences ; ainſi que les cauſes propres à chaque genre de mort, s'acquittera très-mal de la commiſſion. En ſuppoſant même dans l'Obſervateur toutes les connoiſſances néceſſaires pour l'obſervation, lorſqu'il s'agira de prononcer, s'il néglige de comparer tous ces ſignes entr'eux, de les peſer mûrement, de les rechercher ſcrupuleuſement, tous dans leurs ſieges particuliers, de les rapprocher, de les diſcuter ſans prévention ; il ne rendra encore à coup ſûr qu'un jugement hazardé & téméraire.

QUESTION III.

Sɪ l'engorgement des vaiſſeaux du cerveau dans un cadavre trouvé dans l'eau, peut ſervir de preuves excluſives de tout autre genre de mort que de la ſubmerſion ?

Nous avons obſervé (Queſt. I.) que les vaiſſeaux de la tête se trouvoient constamment engorgés dans les cadavres des personnes noyées ; nous avons rendu compte de cet effet ; mais comme cet effet appartient à diverses autres causes & à différents genres de mort, s'il étoit observé seul dans un cadavre, il ne suffiroit pas pour statuer précisément sur la cause de mort. Il n'indiqueroit pas mieux l'étranglement, la suffocation, l'apoplexie, &c. que la submersion. Cependant on voit avec surprise que dans le rapport de l'état du cadavre de Claudine Rouge, ce signe a presque suffi seul pour faire exclure la submersion & faire prononcer que cette fille infortunée avoit péri par tout autre genre de mort violente. Le faux & l'inconséquence de cette conclusion frappent au premier coup d'œil les personnes les moins instruites.

Quoique l'engorgement des vaisseaux de l'intérieur de la tête soit un signe équivoque, lorsqu'il n'est pas accompagné de quelques marques caractéristiques de tel ou tel genre de mort, cependant, comme d'après le raisonnement d'accord avec l'expérience & les observations les plus constantes, la connoissance de tout ce qui se passe dans un animal lors de la submersion, cet engorgement doit toujours avoir lieu dans ce cas, ainsi que nous le verrons ci-après (Quest. IV.) on peut statuer, sans crainte de se tromper, que toutes les fois que ce signe se trouve associé à quelqu'autre signe décisif de la submersion, il devient lui-même un signe propre qui concourt à établir sûrement ce genre de mort. Aussi nous proposons-nous de le faire concourir avec succès à la démonstration que ladite Claudine Rouge n'a pu périr d'une autre maniere.

C'est ici le cas de faire remarquer une inconséquence palpable qu'on observe à la lecture du Rapport, & qui prouveroit que MM. Champeaux & Faissole n'ont pas fait usage de toutes leurs connoissances & de toute la réflexion dont ils sont capables, & de toute l'attention qu'ils annoncent en recherchant & en assignant les causes de mort de Claudine Rouge.

On lit dans ce Rapport : *Après avoir attentivement visité , nous avons trouvé la tête sans téguments, le crâne à découvert & sans fracture, la face , le col & les extrémités supérieures rongées par les vers.*

On lit ensuite, lign. 8. *Ayant procédé à l'ouverture du cadavre , nous avons trouvé les vaisseaux du cerveau très-engorgés.*

Comment concilier ces deux exposés? Les vers ont rongé la face, le col & les extrêmités supérieures : ces mêmes vers ont donc détruit aussi les veines jugulaires ; ou bien, ils ont eu la prudence de les épargner, afin que le cerveau restât engorgé ; ou ils ont eu l'adresse de les disséquer sans les ouvrir, en se nourrissant dans la circonférence de ces veines des téguments & des muscles. La pourriture, aussi intelligente que ces insectes, les a sans doute aussi respectés ; car il faut que cela soit arrivé ainsi. Quoique M. Champeaux garde le silence là-dessus, & ne nous parle point du sort de ces veines, il convenoit cependant qu'il en fît mention, après avoir décrit les dégâts des vers & de la pourriture dans ces parties, de peur qu'on ne doutât que les vaisseaux du cerveau ne fussent pas restés engorgés, comme il l'assure, si on se laissoit aller au soupçon que les veines jugulaires pouvoient bien n'avoir pas été respectées par les vers & par la pourriture.

C iij

Effectivement si les veines jugulaires, comme il n'eſt pas difficile
de ſe le perſuader, ont été réellement détruites, ou une ſeule
d'elles ouverte, il eſt impoſſible
que M. Champeaux ait pu trouver
les vaiſſeaux du cerveau engorgés;
parce que tous ces vaiſſeaux ſe
déchargent, tant dans les ſinus de
la dure-mere que dans les veines
jugulaires, & les ſinus eux-mêmes
dans les veines jugulaires. Si ces
veines ont été détruites ou ouvertes par les vers ou la pourriture,
le ſang de l'intérieur de la tête,
qui à l'époque du Rapport étoit
très-diſſous & très fluide, a dû
s'évacuer.

Il réſulte de ce que nous venons
de faire obſerver, qu'il ne ſeroit
pas poſſible de perſuader à quiconque a les premieres notions
de l'anatomie, que dans le cas
cité MM. les Chirurgiens aux
Rapports aient pu trouver les vaiſ-

feaux du cerveau engorgés, comme ils ont dû l'être dans les premiers jours de la submersion.

QUESTION IV.

Si l'affaissement des poumons & l'absence de l'eau dans l'intérieur est plutôt un signe de tout autre genre de mort violente que de la submersion, lorsque le cadavre trouvé dans l'eau y a resté plusieurs jours à la fin de Juin, qu'il a rendu beaucoup de sang écumeux par le nez & par la bouche, qu'il a été inhumé & exhumé plusieurs fois, & qu'il s'est écoulé environ quinze jours depuis la mort jusques au moment de l'examen & de la visite dans la saison la plus chaude de l'année?

Pour l'intelligence de ce que nous avons à dire pour satisfaire à cette Question, nous ferons obligés d'expofer fuccintement le méchanifme & l'ufage de la refpiration par rapport à la circulation du fang; les changements qui arrivent à la capacité de la poitrine & au volume des poumons pendant les deux mouvements qui compofent la refpiration, &c.

La refpiration, fans laquèlle la vie ne peut fubfifter, eft l'entrée de l'air dans les poumons, & fa fortie de ce vifcere. Elle eft le réfultat de deux actions réciproques & alternatives; l'infpiration qui donne entrée à l'air, & l'expiration par laquelle l'air infpiré eft chaffé au dehors. Pendant l'infpiration, les côtes font tirées en arriere, élevées & écartées entre elles par la contraction des mufcles appellés infpirateurs, & le diaphragme applani du côté du bas-ventre; ce qui augmente en tous fens la cavité de la poitrine. L'infpiration n'eft pas plutôt achevée dans l'ordre ordinaire, que les muscles inspirateurs tombent en relâchement ; leurs antagonistes appellés muscles expirateurs se contractent à leur tour, & procurent la sortie de l'air qui avoit été l'effet de l'action des muscles inspirateurs ; les côtes sont rétablies dans leur premier état, & pour lors la poitrine perd en tous sens de sa capacité, comme elle avoit été dilatée en tous sens lors de l'entrée de l'air. Le volume des poumons est augmenté, de même que la capacité de la poitrine pendant l'inspiration ; il est rétabli de même dans son premier état & diminué pendant l'expiration par la sortie de l'air. L'air inspiré est reçu par un canal appellé trachée-artere. Ce canal prend naissance au fond de la bouche & va se terminer aux poumons, après s'être divisé, près de la quatrieme vertebre du dos, en

deux branches appellées les bronches, qui, après leur entrée dans
les poumons se subdivisent en un
grand nombre de petits rameaux.
Chaque rameau des bronches en
particulier communique avec
chacun des lobules ou petites
portions des lobes des poumons.
L'air introduit dans ces petites
cellules les dilate pendant l'infpiration, & en sort dans l'expiration. Les grands vaisseaux des
poumons sont divisés en une infinité de petits rameaux qui rampent sur la surface des cellules
pulmonaires.

La circulation du sang est beaucoup facilitée dans les poumons
lors de l'inspiration par la dilatation de ces vésicules ; car pour
lors les angles & les replis des
petits vaisseaux qui rampent sur
leur surface diminuent & rendent
plus libre le cours du sang qui les
parcourt ; la compression même

que font fur ces petits vaiffeaux
ces véficules, lorfqu'elles fe dilatent, rend le paffage du fang des
arteres dans les veines plus libre.
Cette dilatation a encore un autre
objet ; c'eft de multiplier affez les
furfaces du fang expofé au contact
de l'air froid, pour qu'il puiffe
être rafraîchi & condenfé conve-
nablement. Le fang vient propre-
ment chercher ce fecours dont il
a befoin dans les poumons : dans
l'état ordinaire cet effet eft fi
marqué, que le volume du fang
en fortant des poumons eft beaucoup moindre qu'il n'étoit en y
entrant ; puifque les arteres, par
le moyen defquelles il y entre
très-raréfié, ont beaucoup plus
de capacité & font en plus grand
nombre que les veines par lef-
quelles il en fort.

Si tout eft favorable pour la
circulation du fang, comme nous
l'avons vu, pendant l'infpiration ,

le contraire arrive pendant l'expiration : le sang circule alors avec moins de vîtesse, & passe en moindre quantité par les vaisseaux pulmonaires que dans le temps de l'inspiration. Ainsi tant que l'expiration dure, les arteres pulmonaires, le ventricule droit, l'oreillette droite du cœur tendent à s'engorger, au lieu que cette disposition se dissipe & s'évanouit pendant que l'inspiration s'exécute.

Comme les personnes submergées sont dans un état d'expiration, & qu'elles font de violents & inutiles efforts pour inspirer, le sang revient des poumons, de la tête par les veines, en moindre quantité qu'il n'est fourni à ces parties par les arteres à chaque pulsation du cœur, dont les mouvements continuent encore quelque temps ; les vaisseaux de la tête & ceux des poumons s'engagent conséquemment de plus en plus, jufqu'à ce que le fang qui doit revenir des poumons au ventricule gauche du cœur, fans interruption, venant à lui manquer, & que la colonne de l'artere pulmonaire étant arrêtée par la digue qui fe trouve dans les poumons engorgés, le cœur foit forcé de ceffer fes fonctions.

Il n'eft donc pas furprenant fi on trouve conftamment dans les cadavres des noyés les vaiffeaux de la tête & des poumons engorgés, lorfqu'on en fait l'examen avant qu'ils fe foient dégorgés de la maniere que nous l'expliquerons.

L'air & la refpiration font, comme on voit, d'une néceffité indifpenfable pour la vie. Les perfonnes qui fe trouvent dans un air qui n'a pas affez de fraîcheur relative ne tardent pas à éprouver par degrés les mêmes accidents que ceux qui font abfolument privés d'air; elles font bientôt fuffoquées.

La suffocation naît , comme nous avons dit , de ce qu'il ne passe par les poumons qu'une partie du sang que le ventricule droit chasse à chaque pulsation dans les arteres pulmonaires. Pour que tout le sang qui sort du ventricule droit pût passer par les poumons , il faudroit absolument que cette masse de liquide diminuât de volume dans tous les vaisseaux des poumons sur lesquels l'action de l'air froid peut se faire sentir : or lorsqu'un animal est privé d'air , ou est exposé à un air très-chaud , le sang du ventricule droit , qui pour passer en entier devoit diminuer de volume , n'étant plus soumis à l'action d'un air froid qui devoit remplir cette vue, il ne passera qu'en partie dans les vaisseaux pulmonaires, & le reste engorgera en peu de temps le ventricule droit & les veines caves ; ce qui conſtituera l'état de ſuffocation.

Nous avons vu (Queſt. II.) que quelques jours après la ſubmerſion, le cadavre des perſonnes noyées ſurnageoit ; que ſi pour lors on le retiroit de l'eau, il paroiſſoit généralement très-enflé ; qu'il rendoit par le nez & par la bouche une aſſez grande quantité de ſang fluide & écumeux : ſi après cela on viſite les poumons, qui auparavant étoient enflés, tant par l'eau & par l'air, que par le ſang qui engorgeoit les vaiſſeaux , on les trouvera plus ou moins affaiſſés , à proportion que le dégorgement de l'eau , de l'air & du ſang aura été plus ou moins complet. Il nous reſte à voir comment & pourquoi cet effet a lieu.

Peu de temps après la mort d'un homme noyé, le ſang accumulé dans les vaiſſeaux de la tête, du foie, des poumons, du cœur, & celui qui eſt contenu dans les vaiſſeaux des autres parties, ſe fige & ſe coagule; l'eau ſalée du ſang, que nous appellons la ſéroſité, ſe ſépare de la partie globuleuſe, ou rouge. Le ſang reſte dans ce point juſqu'à ce que le premier degré de la fermentation putride qui ſuccede à cet état, agite & mêle de nouveau toutes les parties qui s'étoient ſéparées après la mort. Le mouvement inteſtin des parties intégrantes du ſang qui tend à le diſſoudre, à le décompoſer, lui redonne une nouvelle fluidité qu'il conſerve juſqu'à ce qu'il ſoit entiérement détruit.

Ce fluide raréfié par cette fermentation, diſtend les vaiſſeaux du poumon déjà fort engorgés, & les menace ſans ceſſe de rupture. Tandis que le cadavre eſt plongé dans l'eau, & comprimé de toutes parts par ce fluide, qui a même pénétré dans les bronches, cette compreſſion fait équilibre avec l'effort que le ſang fait contre les vaiſſeaux du poumon pour les rompre ; ces vaiſſeaux reſtent entiers & le poumon engorgé, juſqu'à ce que cet équilibre ſoit rompu , ce qui arrivera lorſque ce cadavre ſera retiré hors de l'eau. Il paſſe ſubitement dans un milieu moins denſe, la peſanteur ſpécifique de l'eau étant à celle de l'air , ce que $800 = 1$. La compreſſion qu'éprouve le cadavre dans ce nouveau fluide étant — 800 que celle qu'il éprouvoit dans l'eau , l'effort du ſang contre les parois des vaiſſeaux , & le reſſort de l'air intérieur développé , ne ſe trouvent plus contrebalancés , ils briſent les membranes de ces vaiſſeaux, ſe font jour du côté des canaux bronchiques où ils

trouvent moins de réfiſtance : de-
là la ſortie du ſang par le nez &
par la bouche, & le dégorgement
des poumons & des bronches.

Cette hémorrhagie que M.
Champeaux ne conçoit pas poſſible, eſt cependant, comme on
voit, un effet phyſique & une
preuve de la ſubmerſion & du
ſéjour qu'ont fait dans l'eau les
perſonnes mortes par cette cauſe.

Cette hémorrhagie eſt un ſigne
qu'on ne manque jamais d'obſerver dans les cadavres des perſonnes noyées, lorſqu'ils ont
ſéjourné ſous les eaux juſqu'à ce
qu'ils ſurnagent naturellement.
Ambroiſe Paré en fait mention,
ſans déterminer le temps auquel
ce ſigne particulier ſe manifeſte.

J'ai obſervé que cette hémorrhagie arrive ſi conſtamment dan.
cet état des noyés, & ſes cauſes
ſont ſi ſenſibles, que l'on peut
regarder ce ſigne comme déciſif

pour diſtinguer cette cauſe de mort d'avec celle qui ſeroit occaſionnée par l'étranglement.

Je remarquai encore l'année derniere ce ſigne ſur trois cadavres de perſonnes ſubmergées. 1°. Sur celui qui fut trouvé au bord du Rhône près de la Pape; 2°. ſur celui d'un Matelot qui ſe noya près du Pont de la Guillotiere; 3°. ſur le fils du ſieur Rouſſet, Teinturier, qui fut ſubmergé dans la Saône près du canal de la Pêcherie. Ce dernier rendit deux ou trois livres de ſang par le nez & par la bouche, après qu'il eût été retiré hors de l'eau où il avoit reſté près de 7 jours. Ce ne fut qu'à cette époque qu'il ſurnagea de la maniere que je l'ai indiqué ci-deſſus.

Ce ſang que nous avons dit ſe répandre dans les bronches par la rupture des vaiſſeaux du poumon, ne peut s'échapper par la trachée-artere , par la bouche & par le nez , fans que l'air & l'eau renfermés dans les bronches, qui s'y étoient introduits lors des infpirations que la perfonne noyée s'efforçoit de faire dans les premiers moments de la fubmerfion , ne fubiffent le même fort & ne foient expulfés en même temps. C'eft le mélange du fang avec cet air & cette eau , qui le font paroître écumeux & très-fluide lorfqu'il eft rendu par le nez & la bouche.

Les poumons fe trouvant par ce moyen débarraffés du fang , de l'air & de l'eau dont ils étoient remplis , doivent tomber dans l'affaiffement. Comme les perfonnes noyées , dans les premiers moments de la fubmerfion , font fans ceffe des efforts pour infpirer , & que nous avons fait voir ci-devant que pendant ce mouvement la capacité de la poitrine augmentoit en tous fens ; que les côtes étoient tirées en arriere, élevées & écartées les unes des autres ; tout étant dans cet état après la mort de la perfonne fubmergée jufqu'à ce que le moment du dégorgement arrive ; alors les côtes & leurs cartilages qui ont été jufques-là dans un état violent, qui tendent toujours à fe rétablir dans leur état naturèl, y arrivent par degrés. Leur reffort & leur poids, en fe rétabliffant & en diminuant la capacité de la poitrine comme dańs l'expiration, ne contribuent pas peu à cette évacuation & à l'expulfion de l'air, de l'eau & du fang qui les tenoient élevés en rempliffant la poitrine. Cet effet paroîtra encore plus fenfible, fi à ces caufes naturelles & méchaniques on ajoute, 1°. que le cadavre de Claudine Rouge a été agité, ballotté, preffé en tous sens par divers mouvements, lorsqu'elle a été entraînée pendant l'espace de 9. lieues par le courant du Rhône, transportée d'un lieu en un autre, visitée, inhumée & exhumée plusieurs fois; 2°. que la poitrine a été nécessairement comprimée & abaissée par le poids du sable & de la terre dont elle a été recouverte; 3°. que les fluides contenus dans la poitrine pendant les plus grandes chaleurs, ont dû être très-raréfiés, & faire de jour en jour de plus grands efforts pour se mettre en liberté.

Toutes ces causes ont réellement concouru, soit à l'abaissement des côtes, des cartilages, & à la diminution de la capacité de la poitrine, à la compression des poumons, soit à l'expansion ou à la raréfaction de l'eau, de l'air & du sang, à l'augmentation du ressort de l'air, à l'affoiblis-

sement des membranes des vaisseaux, & enfin à leur rupture,
à celle des vésicules, & à l'expulsion de ces fluides, d'où a dû
suivre nécessairement l'état d'affaissement des poumons.

Quoiqu'il soit constant qu'on
a remarqué des vestiges de l'évacuation de l'eau & du sang écumeux sorti par la bouche du
cadavre de Claudine Rouge, il
est à présumer que la plus grande
quantité de ces fluides a été
absorbée par le sable brûlant sur
lequel elle fut d'abord jetée, &
ensuite inhumée.

D'après cet exposé, il est évident que les poumons étant dégorgés par cette évacuation d'eau,
d'air & de sang, ce viscere doit
tomber dans l'affaissement, &
ne plus montrer d'eau dans l'intérieur à ceux qui en feront l'examen. C'est cependant dans cette
absence d'eau, d'air, de sang,

& cet affaissement des poumons de Claudine Rouge , quinze jours après la submersion , que les sieurs Champeaux & Faissole ont cru trouver des preuves de toute autre mort , que de celle qu'elle a réellement éprouvée.

Rien ne paroît plus absurde que de prétendre que l'affaissement seul des poumons dégorgés par l'évacuation des fluides qu'ils contenoient, soit une preuve décisive qu'une personne est morte étranglée, étouffée, & par tout autre genre de mort violente, que la submersion.

Il est vrai que les cadavres des personnes mortes étranglées montrent un gonflement momentané; car , si l'on coupe la corde qui tient suspendu un cadavre étranglé , sur-tout tandis qu'il n'est pas encore refroidi, l'air renfermé dans les bronches & la trachée-artere , qui a été raréfié par son

séjour ,

séjour, qui a diftendu les poumons, s'échappe avec beaucoup
de vîteffe, & avec un bruit femblable à un cri qui pourroit faire
douter de la mort de l'homme
pendu.

L'engorgement & la diftention
des poumons dans ces cas, ne
font que paffagers, parce qu'ils
dépendent principalement de
l'air qui fe diffipe bientôt, &
les cadavres ne paroiffent pas
dans une enflure générale, comme
ceux des perfonnes fubmergées.

Dans ceux-ci l'engorgement
des poumons eft plus durable, &
il dépend principalement du fang
accumulé dans les vaiffeaux en
beaucoup plus grande quantité,
que dans les cas précédents ; il
dépend auffi de la préfence de
l'eau mêlée avec l'air dans les
bronches & dans la trachée-
artere, en forme d'écume qui ne
fe diffipe pas auffi promptement

que l'air seul dans les cadavres des pendus.

La raison pour laquelle les poumons des personnes submergées sont plus gorgés de sang que ceux des personnes étranglées ou étouffées, c'est que les mouvements du cœur subsistent plus long-temps dans les premiers que dans les derniers, & que le ventricule droit de ceux-là continue à chasser dans les poumons la même quantité de sang, tandis qu'il n'en peut revenir que peu ou point du tout, jusqu'à ce qu'ils soient absolument engorgés.

Dans l'étranglement, la compression des veines jugulaires prive bientôt le cœur d'une portion de la colonne de sang qui entretient ses mouvements. La compression des carotides d'un autre côté lui présente tout de suite une digue, un obstacle invincible qui s'oppose à ses mouvements ultérieurs ; au lieu que dans les personnes submergées, ces mouvements subsistent plus long-temps ; la circulation reste libre dans toutes les parties du corps, excepté dans les poumons où elle continue cependant encore quelque temps, jusqu'à ce que ses veines & ses arteres soient assez engorgées, pour que les troncs de l'artere pulmonaire engorgés eux-mêmes, opposent la même digue au cœur, & arrêtent ses mouvements ultérieurs, comme l'avoient fait plus promptement les carotides & les jugulaires comprimées dans l'étranglement.

Un autre signe distinctif, c'est que l'affaissement des poumons dans les cadavres des personnes étranglées n'est pas précédé de l'hémorrhagie par le nez & la bouche, comme dans les cas de submersion ; parce que, comme nous l'avons fait remarquer, les poumons des premiers n'ont pas été diftendus par le fang, mais par l'air. M. Champeaux lui-même confirme cette vérité, pag. 12; lig. 6 de fon Mémoire où il dit qu'*il trouva les poumons d'un chat étouffé, gonflés & remplis d'air.* D'après fes propres expériences, n'ayant pas trouvé les poumons de Claudine Rouge, gonflés, & remplis d'air comme ceux du chat, mais affaiffés, il femble qu'il ne devoit pas conclure qu'ils euffent péri l'un & l'autre de la même maniere.

L'engorgement des vaiffeaux des poumons, & la préfence d'une certaine quantité d'eau écumeufe dans les bronches d'un cadavre noyé récemment, font, je l'ai dit, des fignes propres & décififs; mais ces fignes propres ceffent d'être tels; on les chercheroit vainement, lorfque plusieurs jours après la submersion, les changements que nous avons décrits, sont survenus. D'autres signes propres & décisifs succedent à ceux-là : ce sont l'hémorrhagie par le nez & la bouche, & l'affaissement des poumons ; de même que nous avons dit que le sang en stagnation se trouve coagulé dans le premier temps, & devient ensuite très-fluide. Il n'est pas permis à quiconque a acquis quelques notions dans l'Art de guérir, de se faire illusion sur ces faits, leurs causes & leurs résultats.

Aussi a-t-on peine à concevoir comment les Auteurs du Rapport de l'état du cadavre de Claudine Rouge, fait le 10 Juillet, étant tombés dans une méprise aussi palpable que de présenter une preuve décisive de submersion, pour un signe d'un autre genre de mort qu'il leur a plu d'assigner, ils ont persévéré dans cette erreur, & l'ont publiée sans né-cessité, sans utilité, & contre l'honnêteté.

Il n'étoit pas difficile de comprendre que le cadavre de Claudine Rouge ayant séjourné dans l'eau plusieurs jours, dans la saison la plus chaude de l'année, la fermentation putride avoit dû bientôt s'établir dans les solides & les fluides ; qu'ayant été inhumé & exhumé plusieurs fois, agité, ballotté en divers sens, pendant l'espace de quinze jours, tout avoit concouru, au bout de ce temps, à dégorger les bronches de l'eau, de l'air, & les poumons du sang accumulé dans ses vaisseaux, & que ce dégorgement avoit dû se faire nécessairement à l'époque du Rapport, quand plusieurs témoins oculaires n'auroient pas assuré, comme ils ont fait, (dit-on,) qu'il eût eu lieu précédemment.

Si ce dégorgement des poumons & des bronches a eu lieu, (& on n'en peut douter, puisque l'affaissement reconnu par MM. Champeaux & Faissole, le prouve :) cet affaissement est un signe consécutif de l'engorgement des bronches par l'air & par l'eau, & des vaisseaux des poumons par le sang. Or comme il est démontré que cet engorgement peu de temps après la submersion est un signe décisif de ce genre de mort, & exclut toute autre idée, & que l'affaissement qui lui succede nécessairement, en est lui-même un signe consécutif, & en tient la place, il résulte delà que l'affaissement des poumons, à l'époque où l'ont observé MM. Champeaux & Faissole dans le cadavre de Claudine Rouge, est une preuve certaine que cette fille est morte noyée, & que ces MM. se sont

D iv

fait illusion, & ont entretenu le
public dans une erreur perni-
cieuse, en supposant sa mort dé-
pendante de toute autre cause.

CONCLUSION.

Nous avons prouvé que l'engorgement des vaisseaux du cerveau, s'il a eu lieu, l'absence
de l'eau écumeuse dans les bronches & la trachée-artere, & enfin
l'affaissement des poumons de
Claudine Rouge, trouvée dans
le Rhône, à neuf lieues de Lyon,
observés juridiquement quinze
jours après sa mort, ne pouvoient, à cette époque, être
regardés comme des signes décisifs du genre de mort violente
que MM. les Chirurgiens aux
Rapports ont assignés.

Notre Jugement est étayé par
un nombre suffisant de signes
décisifs, propres, & qui consta-
tent ce genre de mort. Qu'elle

soit tombée dans le sac des lieux ; qu'elle s'y soit noyée , & qu'elle ait été portée dans le Rhône , de la maniere que nous avons dit ; ou qu'elle se soit précipitée dans le Rhône ou dans la Saône , on l'ignore : mais très-certainement elle a péri par la submersion.

Ces signes sont 1°. L'enflure générale & considérable du cadavre , lorsqu'il fut retiré hors de l'eau, plusieurs jours après sa mort.

2°. La sortie, à cette époque, d'une certaine quantité de sang écumeux par le nez & par la bouche.

3°. La sortie de la langue hors de la bouche.

4°. L'engorgement des vaisseaux du cerveau.

5°. L'affaissement des poumons quinze jours après la mort, & après la sortie du sang, de l'eau & de l'air qui les avoient d'abord gonflés.

D v

6°. L'abſence des ſignes déciſifs d'aucun autre genre de mort, & enfin les réſultats de divers raiſonnemens répandus dans cet Ecrit ; ainſi que les circonſtances relatives à la ſaiſon où ſon cadavre a été expoſé aux impreſſions de l'air.

Ces preuves confirmatives l'une de l'autre, conſéquentes, fondées en principes, en raiſonnemens, en faits avérés, ſuffiſantes pour établir notre jugement, ſeroient encore en plus grand nombre, ſi les Rapports de la viſite du cadavre de Claudine Rouge avoient été auſſi exacts & auſſi complets qu'ils devoient & pouvoient l'être.

Utilius homini nihil eſt, quàm rectè loqui. **Phéd. Fab. 12. L. IV.**

Signé PUY, *Chirurgien.*

Vu bon. A Lyon, le 15 Février 1768.
Signé PULLIGNIEU.

Vu l'approbation. Permis d'imprimer. A Lyon, le 17 Février 1768.
Signé POSUEL DE VERNEAUX.

RÉPONSE

DE M. PRESSAVIN, Gradué de l'Université de Paris, & Maître en Chirurgie de la ville de Lyon, à la Lettre de MM. Faiſſole & Champeaux, ſur le Rapport qu'ils ont fait des cauſes de mort de la prétendue fille ROUGE.

LE devoir de mon état & l'inté-rêt de la ſociété, me forcent à prendre la plume pour détruire des erreurs, qu'un principe vrai, mais étendu au-delà de ſes bornes, vient de faire naître.

J'ai à combattre le ſentiment de deux hommes, qui ſont en même temps mes confreres & mes amis: mais leur amitié qui m'eſt chere doit-elle faire taire la vérité, dans une circonſtance qui intéreſſe & la ſûreté des citoyens & la tranquillité de ceux qui les tiennent fous la fauve-garde des loix ?

Je chéris & je refpecte l'autorité dont ils ont cherché à s'appuyer. L'art doit à M. Louis des découvertes ingénieufes & plufieurs vérités utiles. Il fut mon maître ; les fentiments de ma réconnoiffance vivront toujours dans mon cœur : mais s'il éclaira mes premiers pas dans la carriere de l'art que je profeffe, ne m'eft-il pas permis de me fervir des lumieres que je tiens de lui, pour combattre des conféquences fauffes que l'on fait dériver, par une application mal-entendue, d'un principe vrai qu'il a connu le premier. Je fuis perfuadé que fi l'objet lui eût été préfenté avec toutes les circonftances & fous des rapports convenables, ou qu'il eût vu lui-même de près, il eût refufé l'approbation qu'on lui a furprife.

MM. Faiffole & Champeaux, qui depuis plufieurs années exercent dans cette ville & avec honneur les charges de Chirurgiens députés aux Rapports, se transporterent, le dix du mois de Juillet dernier, à Condrieux, en vertu d'une Ordonnance de M. Dugas, Lieutenant-criminel, pour y faire le Rapport du cadavre d'une fille ou femme qui avoit été trouvé flottant dans le Rhône. Il avoit été amené à bord par des Pêcheurs : il avoit demeuré exposé, pendant un jour entier, à l'ardeur du soleil : on l'avoit ensuite enterré dans le sable; exhumé quatre jours après, pour être transporté dans le Charnier de la Paroisse de S. Michel ; & six jours après cette seconde sépulture, on l'en retira, pour procéder au Rapport dont il s'agit, & qui est conçu en ces termes :

Nous Chirurgiens du Roi, députés aux Rapports en Justice, Gradués, & Maîtres en Chirurgie à Lyon ;

certifions qu'en conséquence de l'Ordonnance rendue le septieme jour du courant, par M. le Président Dugas, Lieutenant criminel en la Sénéchaussée & Siege-Présidial de Lyon, sur les Conclusions & à la Requête de M. le Procureur du Roï auxdits Sieges, nous nous sommes transportés dans le Charnier de la Paroisse de Saint-Michel-sous-Condrieu, pour procéder au rapport des causes de mort de Claudine Rouge, où après l'exhumation de son cadavre que nous avons trouvé dans une Biere découverte, enveloppé d'une grosse toile, vêtu d'une espece de casaquin d'indienne, rouge & blanc, & d'une chemise de toile neuve ; l'ayant attentivement visité, nous avons trouvé la tête sans tégument, le crâne à découvert & sans fracture, la face, le col & les extrémités supérieures rongées par les vers, la poitrine & le ventre n'étant pas encore ouverts par ces insectes, & la putridité ; pudenda sine pilis, vasis-

que naturalis exteriora vermibus jam depasta ; *les extrémités inférieu-res prodigieusement bourfouflées , & presque sans épiderme ou sur-peau. D'après ce détail , il nous a été impossible de reconnoître aucune cause de mort sur toute l'habitude extérieure. Ayant procédé à l'ouverture du cadavre , nous avons trouvé les vaisseaux du cerveau très-engorgés, le cœur dans son intégrité à-peu-près naturelle, les poumons extrêmement affaissés, & sans eau dans leur intérieur. Delà nous avons ouvert le bas-ventre ; tous les visceres de cette capacité nous ont paru être dans leur état naturel. Ayant fait l'ouverture de l'estomac , nous l'avons trouvé rempli d'une pâte ver-dâtre que nous pensons être de l'herbage que ladite Rouge avoit mangé, environ une heure avant sa mort , attendu que la digestion de ces alimens ne faisoit que commencer. Nous jugeons, d'après tout ce que nous venons de dire , que cette fille a péri d'une mort violente,*

*peu de temps après avoir mangé, &
qu'elle a été jetée dans l'eau après
fa mort ; étant dans l'impoſſibilité de
reconnoître quel eſt poſitivement le
genre de mort qu'elle a éprouvé, eu
égard à la putridité dont nous avons
parlé : ce qui nous fait préſumer que
ce cadavre a reſté long-temps dans
l'eau, de laquelle on nous a dit
l'avoir retiré. Ce que nous atteſtons
véritable, à Saint-Michel-ſous-
Condrieu, le 10 Juillet 1767.*

Signé, FAISSOLE & CHAMPEAUX.

Cette aſſertion ſur le genre de
mort qu'avoit dû éprouver le ſujet
que repréſentoit le cadavre, parut
hazardée. Les Avocats qui ont
entrepris la défenſe des accuſés du
crime que le Rapport tendoit à établir, ont cherché à en combattre
les défauts. Ils ont eu recours à des
gens de l'art ; & parce que leur déciſion n'avouoit pas la vérité d'un

ait constaté par l'expérience, MM.
Faissole & Champeaux en ont pris
occasion d'écrire, afin de soutenir
leur erreur.

Tout animal qui se noie, reçoit
nécessairement de l'eau dans la poitrine, c'est-à-dire, dans les bronches
du poumon : ce principe confirmé
par un grand nombre d'expériences, ne peut être contredit que par
ceux qui les ignorent. Mais conclure
de ce principe, que l'eau reçue dans
la poitrine de l'animal, y soit si
exactement retenue, qu'elle puisse
être apperçue quinze jours après sa
mort ; c'est une assertion que je
n'aurois osé avancer, qu'après une
multitude d'expériences, qui eus-
sent toutes concouru à me prouver
un phénomene, que jusques-là
j'eusse regardé comme impossible.

On n'a pas craint cependant de
donner pour vérité bien prouvée,
une conjecture que la plus légere
réflexion eût dû détruire dans son

principe, & dont les conséquences dangereuses peuvent entraîner la perte de l'innocent, & multiplier aux yeux de l'humanité les crimes dont elle n'est pas coupable.

Quoi ! toutes les fois qu'un cadavre sera trouvé dans une riviere, & qu'à l'ouverture de sa poitrine, on n'appercevra point d'eau dans les bronches, (quelque intervalle qu'il y ait eu entre le moment de la mort & celui de l'ouverture,) l'on ne doutera plus qu'un assassinat n'ait enlevé un sujet à la société ; & dès-lors animé du zele d'une juste vengeance, on cherchera parmi des innocents les victimes d'un crime imaginaire !

Cette idée répugne à l'humanité. Le principe d'où elle dérive, devroit être plus clair que le jour, pour être admis.

Examinons donc quel degré de probabilité lui ont donné ceux qui ont voulu l'établir.

MM. Faiſſole & Champeaux ont fait des expériences, dont le réſultat annonce une vérité déjà reconnue ; que tout animal qui ſe noie, reçoit néceſſairement de l'eau dans ſes poumons : mais décident-elles la queſtion ſur l'objet dont il s'agit?

Ils ont ouvert les animaux qu'ils ont fait ſervir à ces expériences, preſque immédiatement après leur mort : eſt-il étonnant que l'eau écumeuſe qui devoit alors ſe trouver dans les bronches, pût ſe reconnoître aiſément ? Mais je leur demande quelles expériences ils ont faites, qui aient pu les autoriſer d'une maniere auſſi affirmative, que cette eau reçue dans les bronches, lors de l'immerſion de l'animal, y doive être conſtamment retenue quinze jours après ſa mort ? Ils n'en citent aucune dans leur Lettre : pourquoi donc ont-ils négligé de s'aſſurer d'un fait juſqu'à préſent inconnu, pour s'attacher à

la preuve de celui que des expériences bien antérieures aux leurs,
avoient déjà suffisamment prouvé?

Cette négligence rétablit toute
l'incertitude de la question qu'ils
se flatent d'avoir mise dans son plus
grand jour, & rend à leur Rapport
tous les défauts qu'on lui a repro-
chés ; puisqu'en supposant que le
système qu'ils ont hazardé fût un
jour prouvé par l'expérience , ils
seroient toujours blâmables de l'a-
voir dévancée avec un ton si affirmatif, sur-tout si l'on fait attention
à tous les motifs qui auroient dû
les rendre circonspects dans leur
décision.

PREMIER MOTIF.

Après avoir établi qu'il se trouve
de l'eau dans la poitrine de tout
animal qui se noie, il auroit été à
propos de prononcer sur la quantité
de cette eau. Je n'imagine pas que
les expériences que MM. Faissole

& Champeaux ont faites , leur aient donné lieu de reconnoître qu'il s'y en trouve beaucoup. Quoiqu'ils difent dans le Rapport de leurs expériences , qu'*ayant fendu la trachée-artere , ce conduit leur a paru rempli d'une eau écumeufe , & qu'en preffant les poumons , cette eau écumeufe fortit des bronches en affez grande quantité* ; ils ne doivent pas ignorer, que l'eau écumeufe paroît toujours fous un volume bien plus confidérable, que celle qui eft dans un état de parfaite fluidité. Une expérience fimple en donne la preuve.

Que l'on mette une très-petite quantité d'eau favonneufe dans un grand vafe, & qu'en l'agitant on la faffe mouffer, elle remplira bientôt ce vafe, & acquerra un volume plus grand au moins du centuple, que celui qu'elle avoit avant d'être agitée. Suppofons donc qu'on trouve toujours dans les noyés, la trachée-artere & les bronches remplies d'une eau écumeuse ; il faudra toujours réduire cette portion d'eau contenue dans les bronches, à un volume cent fois plus petit, que celui que pourroient contenir ces mêmes vaisseaux, si l'eau n'étoit point écumeuse. Ainsi, en supposant qu'il puisse entrer dans la trachée-artere & les bronches, une demi-pinte d'eau, qui pese environ une livre ; celle qui se trouve dans les noyés, doit à peu près être évaluée à la centieme partie de cette mesure. Or je demande : cette petite quantité d'eau seroit-elle sensible, si elle n'étoit sous la forme d'écume ? Lorsque l'air en sera dégagé, (ce qui doit nécessairement arriver après un certain temps,) quel œil assez pénétrant pourra se flatter d'en trouver des vestiges ?

SECOND MOTIF.

La poitrine d'un animal noyé

s'affaisse de plus en plus, à mesure que les fibres de son corps perdent de leur élasticité ; ce qui contribue encore beaucoup à chasser une grande partie de cette eau écumeuse. J'ai exactement observé le cadavre d'un noyé : il avoit été tiré de l'eau environ une heure après son immersion, & transporté sur le sable, où il rendit, pendant tout le temps que je l'observai, une grande quantité d'écume par les narines & par la bouche. Un homme de l'art, qui ne pensoit pas que les noyés pussent recevoir de l'eau dans la poitrine, étoit présent : je lui fis remarquer cette évacuation. On peut donc assurer, sans craindre d'être solidement contredit, que toute l'eau reçue dans la poitrine au moment que l'animal se noie, n'y reste pas en entier ; puisque l'affaissement du poumon, après sa mort, en fait sortir une partie : ce qui donne à la précédente propofition un nouveau degré de forc

On pourroit me demander
j'entends foutenir, que lorfqu'u
homme fe noie, il ne reçoit réell
ment dans fa poitrine, que la quar
tité d'eau que j'ai annoncée dar
ma premiere propofition. Pou
répondre à cette queftion, je fu
obligé d'expliquer ce qui fe paf
dans l'économie animale du fuje
qui fe noie. Cette explication ar
portera beaucoup d'éclairciffemer
à la queftion que je traite.

Dès qu'un animal vivant e
plongé dans l'eau, il cherche à re
pirer. On fait que cette actio
confifte en deux mouvements opp
fés, dont l'un qui dilate la poitrine
fert à l'infpiration, & l'autre qui l
comprime, produit l'expiration
dans ces deux mouvements alter
natifs qui fe continuent jufqu'à c
que l'animal foit fuffoqué, l'ea
dans laquelle il eft plongé doi
alternativement entrer & fortir d

1

la poitrine, dans une quantité pro-
portionnée à la dilatation du poumon. Mais, comme tous les gens
de l'art favent que le dernier mouvement de cet organe eft toujours
celui de l'expiration, (ce qui fait
dire d'un homme qui meurt, qu'il
expire ;) l'eau qui étoit entrée dans
le poumon lors de la derniere infpiration doit en être chaffée par
l'expiration qui lui fuccede. Il ne
refte que celle qui s'étant mêlée
avec l'humeur vifqueufe, qui lubrifie les bronches, s'eft convertie en
écume par la trituration qu'elle a
foufferte dans les mouvements violents de la poitrine. Dans cet état,
elle ne peut fe dégager que diffici-
lement des bronches, où fa vifquo-
fité & fon défaut de fluidité la tient
embarraffée.

Il réfulte de cette explication,
qui ne peut être critiquée par les
perfonnes que je combats, (puifqu'elle eft analogue à leurs expé-

riences,) que la quantité d'eau qui reſte dans la poitrine de l'animal noyé, eſt très-petite. J'ajoute qu'elle ſera d'autant plus petite, que l'animal qui ſe noie aura moins de vigueur , parce qu'il y aura moins de trituration ; & que par conſéquent , il ſe formera moins d'écume. Une perſonne robuſte , ſera plutôt étouffée dans l'eau , que ne le feroit une perſonne foible & délicate : ce qui fait que par des ſecours bien entendus, on rappelle quelquefois à la vie des ſujets qui ont demeuré un jour entier ſubmergés dans l'eau , tandis que ces mêmes ſecours deviennent inutiles à d'autres, un demi-quart d'heure même après leur immerſion.

TROISIEME MOTIF.

Je ſuppoſé actuellement que les réflexions que je viens de faire , ſoient auſſi frivoles qu'elles ſont ſolides , & que la quantité d'eau contenue dans les poumons de l'animal noyé, soit beaucoup plus considérable que celle que j'ai annoncée; en fera-t-on mieux fondé à conclure qu'elle doit nécessairement être retenue quinze jours après sa mort? Mille raisons tirées d'une saine physiologie nous forcent à la négative.

Il ne faut qu'examiner la subst-ance du poumon & la structure de ses bronches, pour concevoir que cette eau a pu s'infiltrer dans son tissu, & même être absorbée par ses propres vaisseaux; sur-tout, si l'on fait attention à ce qui se passe dans le corps de l'animal, depuis l'instant de sa mort jusqu'à ce que la putréfaction l'ait entiérement détruit. Au moment de la mort, toutes les fibres de son corps conservent encore l'élasticité qui leur est naturelle. Dès que l'action du cœur, qui pouffoit le sang & toutes les humeurs qui en résultent dans tous les vaiſſeaux, vient à ceſſer, la force élaſtique de ces mêmes vaiſſeaux tendante à retrécir leur diametre, oblige les fluides qu'ils contiennent à rétrograder, c'eſt-à-dire, à ſe retirer de la circonférence au centre. Les vaiſſeaux capillaires ſe trouvent preſque entiérement vuides : ce qui eſt prouvé par la pâleur qui ſurvient après la mort, & qui annonce clairement que le ſang qui les pénétroit s'en eſt retiré, pour rentrer dans les plus gros vaiſſeaux, que l'on trouve toujours gorgés.

Dans cet état, les petits vaiſſeaux ayant perdu leur reſſort, doivent néceſſairement faire l'office de tubes capillaires, & reſorber le fluide qui les touche. Seroit-il donc impoſſible que l'eau contenue dans les bronches d'un noyé fût repompée par ces mêmes vaiſſeaux ?

De plus, comment pourra-t-on prouver que le tissu qui ferme les parois des bronches est assez compact pour contenir constamment l'eau qui s'y est introduite. Les bronches sont des conduits destinés à recevoir l'air : or ne sait-on pas que tel vase imperméable à cet élément, peut ne pas l'être à l'eau qui est beaucoup plus pénétrante ? La vessie qui est un viscere dont les parois sont infiniment plus compacts que le tissu des bronches, laisse cependant échapper l'eau qu'on y introduit, tandis qu'elle retient exactement l'air. Cette derniere réflexion me paroît si forte, que si j'étois homme à me permettre des assertions simplement probables, j'oserois prédire que l'expérience ne la détruira jamais.

Les expériences sont cependant les seules armes qui restent à MM. Faissole & Champeaux pour défendre le syſtême (*a*) qu'ils ont embraſſé. Je les invite à y avoir recours ; c'eſt le ſeul moyen d'éclaircir une matiere, qui juſques-là n'a reçu qu'un faux jour. Mais que ces expériences ſe faſſent avec exactitude, & ſoient accompagnées, autant qu'il ſera poſſible, des mêmes circonſtances qui ſe rencontrerent dans le cadavre qui a donné lieu au Rapport dont il s'agit. J'avertis même que ſur cette matiere on me trouvera incrédule, ſi je ne vois de mes propres yeux.

Si la vérité ne m'étoit pas ſi chere, je craindrois de forcer juſques dans leurs derniers retranchements, des hommes que je voudrois ménager ; mais elle doit être au deſſus de toute conſidération. Que l'on ſache donc que quand

_____

(*a*) Il n'eſt jamais permis de fonder un principe ſur un fait hazardé que l'expérience n'a point encore prouvé, ſur-tout lorſque ce principe répugne à la doctrine reçue.

mille expériences prouveroient que l'eau qui entre dans les poumons d'un homme qui se noie, y peut constamment rester au-delà de quinze jours, & y être aisément apperçue, cela ne donneroit au Rapport de MM. Faissole & Champeaux aucun avantage; & que leur assertion sur le genre de mort qu'a dû éprouver le corps dont ils ont fait l'ouverture, n'en seroit pas mieux fondée. En effet rien n'a pu les convaincre que ce cadavre, jouet de mille mouvements divers, lorsqu'on l'a tiré de l'eau, lorsqu'on l'a placé sur le rivage, lorsqu'on l'a enterré dans le sable, lorsqu'on l'en a retiré & transporté dans le charnier de S. Michel, & qu'enfin on l'a exhumé pour le soumettre à l'examen de MM. Faissole & Champeaux; rien, dis-je, n'a pu les convaincre que ces différentes attitudes n'ont pas procuré l'évacuation de l'eau que ce cadavre pouvoit contenir dans la poitrine. Ils ont donc témérairement décidé que le défaut d'eau étoit une preuve démonftrative que le fujet repréfenté par le cadavre avoit été jeté mort dans l'eau (a).

Après des motifs auffi preffants de ne rien décider fur le genre de mort de cette fille, que doit-on penfer du ton affirmatif qu'ils pren-

(a) Ceux qui condamnent le mauvais ufage de fufpendre les noyés par les pieds, donnent pour une de leurs raifons, que l'eau qui feroit entrée dans l'eftomac & la poitrine, n'en fauroit fortir par ce moyen. Cette affertion eft vraie à l'égard de l'eau contenue dans la capacité de l'eftomac; parce que l'orifice fupérieur & fon conduit fe refferrent, & empêchent en quelque forte que l'eau ne puiffe fortir. Mais à l'égard de celle qui entre dans la poitrine, il eft vrai qu'elle n'en fauroit fortir, lorfqu'elle eft écumeufe; mais en reprenant fon état de fluidité, elle en fortiroit certainement. La raifon de cette différence réfulte de ce que la trachée-artere & les bronches font des conduits dont la fubftance en partie cartilagineufe, ne permet pas à leurs parois de fe rapprocher; & par conféquent rien ne peut empêcher l'eau d'en fortir. J'ai pardevers moi l'expérience pour preuve de ce que je viens d'avancer.

nent dans leur Rapport? que doit-on penser du défi qu'ils font à la page 17 de leur Lettre, & dans une note, page 13?

Ils difent (page 17) : *L'expérience a été notre guide, & c'eft avec la derniere certitude que nous avons affuré* QUE CETTE FILLE A PÉRI D'UNE MORT VIOLENTE, ET QUE SON CORPS A ÉTÉ JETÉ DANS L'EAU APRÉS SA MORT. *Une expérience contraire, ajoutent-ils, pourroit feule former une objection raisonnable; c'eft-à-dire, qu'il faudroit prouver & démontrer par les preuves phyfiques les moins équivoques, qu'un feul homme (nous n'en demandons qu'un feul) s'eft noyé; & qu'ouverture faite de fon cadavre, il ne s'eft point trouvé d'eau dans fes poumons. Jufqu'à ce que l'on nous faffe voir ce prodige, nous ferons bien fondés à rejetter l'affertion rapportée comme un témoignage capable de balancer nos principes.*

Dans une note, (page 13 ;)
Nous osons avancer que la fille ou femme dont est question, n'avoit pu, malgré le laps du temps, évacuer l'eau qu'elle auroit dû contenir, si elle eût été noyée ; parce que les parties internes qui auroient contenu cette eau, étoient saines & entieres, & avoient conservé leur humidité ; parce que les liqueurs contenues dans les visceres y existoient ; parce qu'en un mot cette eau n'auroit pu s'évacuer ou s'évaporer que par l'action de l'air extérieur sur les parties contenantes, & que l'air extérieur ne les avoit pas encore pénétrées. En un mot, nous osons soutenir que notre décision est sûre dans son principe ; que les conséquences que nous en avons tirées sont justes & naturelles; & qu'il en résulte avec évidence, que la personne sur laquelle nous avons opéré, a été jetée dans l'eau après sa mort & une mort violente.

Si je ne connoissois particuliérement le mérite de MM. Faiffole & Champeaux ; fi je ne favois pas combien la prévention pour un fyftème adopté eft capable de faire illufion , je pourrois douter des connoiffances qu'ils poffedent & dont fans doute ils fe piquent à jufte titre dans leur Lettre, quand je les vois citer l'engorgement du cerveau, pour un figne non équi-voque qu'une perfonne n'a pas été noyée. *Nous difons, (& ce font leurs termes, à la page 7 de leur Lettre,) qu'il eft démontré que pour que les vaiffeaux du cerveau foient trouvés engorgés après la mort , il faut que le fujet ait péri ou par une attaque d'apoplexie, ou qu'il ait reçu un coup violent fur la tête, qui auroit produit une commotion ou ébranlement dans le cerveau ; ou qu'il ait été étouffé ; ou qu'il ait péri par un étranglement. Ces caufes produifent toutes un engorgement dans le cerveau , dont la mort doit* néceſſairement ſuivre , ſi l'on n'y porte promptement les ſecours que l'art ſuggere.

M. Louis lui-même n'a pu s'empêcher de relever cette erreur. Il s'exprime ainſi, (page 6 de ſa Lettre). *Vous avez reconnu un engorgement conſidérable dans les vaiſſeaux de l'intérieur de la tête : ce ſigne ſeul ſeroit équivoque, puiſqu'il ſe manifeſte en beaucoup de cas , & qu'il eſt l'effet de pluſieurs cauſes différentes.*

Il cite un Ouvrage de M. de Courcelles , publié en 1756, dans lequel cet Ecrivain dit (pag. 286) *qu'écrivant particuliérement pour les Chirurgiens de la Marine, qui n'ont malheureuſement que trop ſouvent des occaſions , ſoit dans les Ports , ſoit à la mer ou dans les rades , d'exercer leurs ſoins charitables envers de pauvres infortunés qu'on abandonne trop légérement à la mort , à laquelle on en pourroit ſouſtraire pluſieurs par des ſecours mieux entendus que ceux*

qu'on a coutume de leur adminiftrer;
il doit donner, avec précifion &
exactitude, la véritable caufe de la
mort des noyés. Il cite mes expériences (dit M. Louis) & il les appelle
ingénieufes. Elles prouvent inconte-
ftablement (ajoute M. de Courcelles) qu'au moment de la fubmerfion,
il entre de l'eau dans les poumons
des noyés, par le dernier mouvement
d'infpiration qu'ils font : que cette
eau prend la place de l'air, gonfle
les bronches, & les tient dans un
état de dilatation, qui forme un
obftacle à la circulation, s'oppofe
au retour du fang du cerveau ; d'où
provient l'engorgement des vaiffeaux
de ce vifcere.

L'engorgement du cerveau dans
les noyés, eft donc une fuite né-
ceffaire des obftacles, que le défaut
d'air, & l'eau qui s'introduit dans
les bronches du poumon, oppofent
à la circulation du fang dans cet
organe. On fait que tout le fang

qui eft apporté par les veines-caves afcendantes & defcendantes, paffe de l'oreillette droite du cœur dans fon ventricule droit, pour de-là aller enfiler l'artere-pulmonaire, & recevoir dans le poumon une élaboration, qui de fang-veineux, le convertit en fang-artériel : dès que ce paffage lui eft interdit, il eft obligé de refluer dans le ventricule droit, que l'on trouve toujours plein de fang. Dans ces circonftances (a), celui qui aborde par les veines-caves, ne pouvant plus fe vuider dans le ventricule, s'accumule dans l'oreillette droite, & de proche en proche l'embarras fe forme. Le fang qui revient des vaiffeaux du cerveau ne trouvant plus

(a) C'eft un figne plus certain que celui que MM. Faiffole & Champeaux ont cité exclufivement à tout autre, parce que, lorfque l'on trouve le ventricule droit gorgé de fang, tandis que le gauche eft vuide, & qu'on ne trouve aucun figne d'étranglement, il eft évident que l'eau a été la caufe de mort.

d'issue, doit aussi former un engorgement dans cette partie. Cet accident est la cause principale de la mort des noyés : c'est aussi le premier que l'on doit se proposer de détruire, pour rappeller à la vie les noyés ausquels l'on croit encore pouvoir donner fructueusement des secours, en leur ouvrant les veines-jugulaires, & en excitant dans les poumons le mouvement, qui doit rappeller dans ce viscere, la circulation du sang que son défaut a interceptée ; ce que l'on tente en soufflant avec force dans un chalumeau que l'on introduit dans la trachée-artere, par une ouverture que l'on doit y pratiquer à cet effet. Ce genre de mort est moins cruel que le vulgaire ne le présume ; puisque la compression des nerfs, qui résulte de cet engorgement, détruit bientôt toute sensation dans l'animal.

L'engorgement du cerveau n'est

donc plus un figne certain d'une mort violente , où l'eau ne peut point avoir de part. Que conclure de toutes ces réflexions? finon que MM. Faiffole & Champeaux ont pu fe tromper dans le jugement qu'ils ont porté fur le genre de mort de cette fille ; que leur affer- tion à ce fujet eft vifiblement infou- tenable ; & qu'après une pareille erreur , ils doivent reconnoître qu'il eft peu de cas où le jugement de l'homme ne foit incertain.

Si j'avois été prépofé pour rem- plir le miniftere de MM. Faiffole & Champeaux , avant de procéder à mon Rapport , j'aurois fait les réflexions fuivantes.

» J'ai à examiner un cadavre ,
» dont la putréfaction a détruit
» toutes les parties externes ; (ce
» qui ne me laiffe aucuns moyens
» de juger à des marques exté-
» rieures le genre de mort qu'a
» éprouvé le fujet qu'il repréfente :)

» quels signes intérieurs pourront
» donc suppléer à ceux qui me
» manquent ? En ouvrant le cer-
» veau, si je le trouve engorgé,
» ce ne sera pour moi qu'un signe
» équivoque, qui peut se rencon-
» trer en même - temps dans un
» apopleƈtique, dans une personne
» qu'on a étranglée, dans une per-
» sonne qui se seroit étranglée elle-
» même, dans une personne noyée,
» & dans plusieurs autres genres
» de mort. En ouvrant la poitrine,
» si j'y trouve de l'eau, je ne serai
» pas encore autorisé à décider
» que le sujet a été noyé : cette
» eau pourroit n'être que l'extra-
» vasation d'une lymphe dissoute
» par la putréfaction. Si je n'y
» trouve point d'eau, je ne pourrai
» pas non plus conclure qu'il n'a
» pas été noyé : j'ai tracé les
» raisons qui me défendent une
» pareille assertion. Il n'y auroit
» donc qu'une lésion sensible de

» quelques organes intérieurs, ef-
» fentiels à la vie, & dont la cause
» parût évidente, qui pût me déci-
» der à porter un jugement affir-
» matif fur le genre de mort qu'a
» dû éprouver le fujet que repré-
» fente un cadavre dans l'état où
» eft celui que j'ai à examiner :
» par exemple, les traces d'une
» bleffure au poumon, au cœur,
» ou dans quelques endroits de la
» poitrine & du bas-ventre, l'ou-
» verture de quelque gros vaiffeau :
» encore faudroit il que l'état de
» ces bleffures indiquât qu'elles ont
» été faites, le fujet vivant ; ce
» que l'on doit reconnoître par un
» engorgement des bords de la
» plaie, ou par un épanchement
» confidérable de fang, qui ne fe
» rencontre point dans celles que
» l'on pourroit faire à un cadavre.
» D'après ces réflexions, vu l'état
» de putréfaction où étoit le cada-
» vre, l'intervalle qu'il y avoit du

» moment de fa mort à celui de
» mon examen, j'aurois ainfi conçu
» mon Rapport ».

*M'étant tranfporté par ordre, &c.
Il m'a été impoffible, vu l'état de
putréfaction où étoit le cadavre, de
décider quel genre de mort a dû éprouver le fujet qu'il repréfente.* Et la
prudence d'un tel Rapport, dont
les Juges euffent faifi les conféquences, auroit fans doute évité
à des innocents le malheur de lan-
guir fi long-temps dans les fers.

Je termine mes réflexions, en
obfervant à MM. Faiffole & Champeaux, qu'ils ne font pas mieux
fondés à prétendre que les violen-
tes compreffions, les fortes contufions faites à un cadavre, ne font
jamais fuivies de changement de
couleur à la peau. S'ils avoient dit
qu'elles ne font jamais fuivies de
gonflement, ils auroient dit vrai :
mais l'expérience nous montre tous
les jours, que la peau d'un cadavre

peut changer de couleur, foit pa[r]
les contufions, foit par les com[-]
preffions. Quiconque a difféqu[é]
des cadavres, a eu occafion d[e]
remarquer que les parties qui repo[-]
foient quelque temps fur la table[,]
& fupportoient le poids du corps[,]
changeoient de couleur, devenoien[t]
d'abord d'un rouge violet, & en[-]
fuite noires : ce qui eft l'effet d[e]
la putréfaction, qui furvient tou[-]
jours plutôt aux chairs meurtrie[s]
& contufes, qu'à celles qui ne l[e]
font pas. On bat & l'on meurtri[t]
les animaux dont on veut hâter l[a]
mortification.

Comment ces principes fi fûrs[,]
fi évidents & fi familiers aux éle[-]
ves même de l'art, ne les ont-il[s]
pas garantis des pieges de la pré[-]
vention ? A quel point n'a-t-il pa[s]
fallu qu'elle les ait féduits, pou[r]
les leur avoir fait oublier, nor[,]
feulement à l'époque de leur Rap[-]
port, mais encore au milieu d[e]

leurs méditations les plus férieufes, lorfqu'ils fe font occupés de leur apologie, dans le recueillement & le filence des préjugés ?

C'eft affurément dans cette occafion que la prévention a triomphé de la raifon : jufques-là que MM. Faiffole & Champeaux femblent vouloir canonifer le Rapport du Chirurgien de Condrieu ; Rapport évidemment abfurde, & qui implique contradiction.

L'enfoncement circulaire, qu'il dit avoir apperçu autour du col, eft, ou n'eft pas.

Dans le premier cas, il n'a pas dû en inférer que la fille ou femme repréfentée par le cadavre, avoit été étranglée. En fuppofant qu'elle l'eût été, cet enfoncement étoit abfolument impoffible. Tout le corps étant extrêmement gonflé, quand on l'a retiré de l'eau, le col devoit s'être gonflé le premier ; puifque le gonflement de tout le corps étoit l'effet d'un commencement de putréfaction, le col qui par la supposition auroit été meurtri par la corde, en auroit été nécessairement atteint avant les autres parties, & auroit par conséquent éprouvé plutôt le gonflement. De sorte qu'on ne peut expliquer cet enfoncement circulaire, s'il existoit réellement, que par la constriction occasionnée par le collier.

Dans le second cas, le Chirurgien de Condrieu a mal vu : est-il étonnant qu'il ait mal raisonné ?

Ces observations nous apprennent combien nous avons de raisons d'être circonspects dans nos jugements ; sur-tout (je le répete) lorsqu'il s'agit d'établir un corps de délit qui peut exposer des innocents aux poursuites toujours terribles d'un Tribunal sévere.

Si, comme je viens de le prouver, MM. Faiſſole & Champeaux se sont trompés dans leur Rapport, ne doivent-ils pas à leur état & à l'innocence opprimée, une rétra-ction auffi authentique, que l'ont été par la publicité de leur Lettre apologétique leurs affertions erronées. Je connois leur franchife & la droiture de leurs fentiments : ils font affez généreux pour facrifier leur amour-propre à l'intérêt de la vérité.

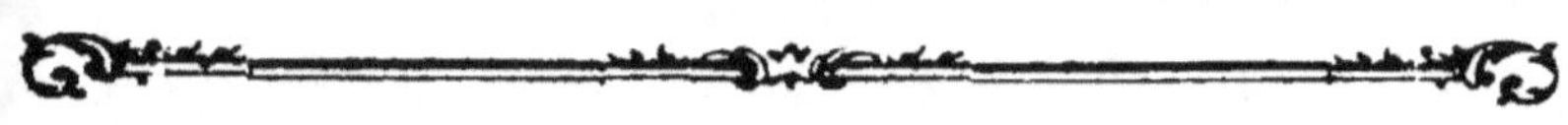

J'ai lu, & je crois que l'intérét de l'humanité qui a provoqué cet ouvrage, ne permet pas d'en retarder l'impreffion.
Signé P U L L I G N I E U.

Vu l'approbation ci-deffus, permis d'imprimer.
Signé POSUEL DE VERNEAUX.

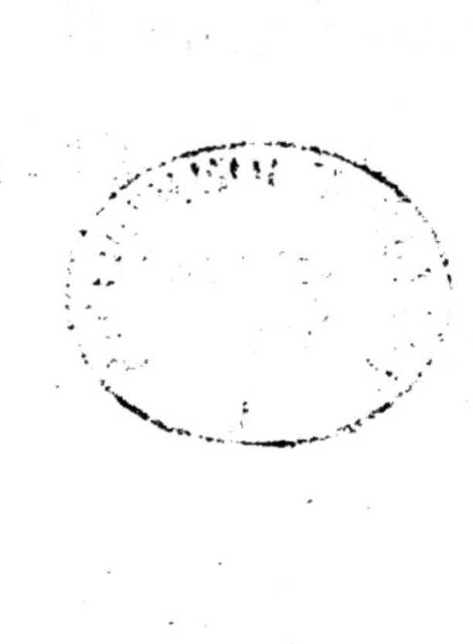

DISSERTATION

SUR

LES NOYÉS.

Tout Homme mort dans l'eau, doit - il toujours renfermer de l'eau dans ses poumons ?

Tout Homme mort avant d'être jeté dans l'eau, doit - il ne renfermer aucune eau étrangere dans ses poumons ?

Par M. V****, Médecin.

SI l'amour de la vérité a porté des Hommes éclairés & sensibles à prendre la défense d'une cause aussi juste qu'étoit celle de deux freres injustement soupçonnés de viol & d'assassinat ; si ce zele les a engagés à dire que les deux Chirurgiens nommés pour faire le Rapport d'un cadavre trouvé sur le bord du Rhône, près de Condrieu, quelque éclairés qu'ils soient, ont pu se tromper dans la conséquence

A

qu'ils tirent, ou plutôt dans leurs con-
jectures, parce qu'ils sont hommes ; ils
ont rempli les devoirs de leur état,
ils ont secouru la vertu opprimée, &
ils ont douté avec raison d'un Rapport
qui ne présente ni faits vraisemblables,
ni conséquences déduites des faits.

Chargé pendant trois années consé-
cutives du pénible emploi de faire les
Rapports en Justice, j'ai vu tout ce
que la fourberie, la médisance, la
calomnie & le mensonge pouvoient
enfanter, pour reculer les bornes de
leur empire, pour obscurcir la vérité
la plus éclatante, & pour surprendre
l'homme droit & sincere ; les faits les
plus évidents offroient souvent des
sujets de crainte, lorsqu'il s'agissoit de
prononcer, en conséquence de ces faits,
un Jugement sûr, infaillible & incapa-
ble de tromper les Juges, ou de les
faire tomber dans l'erreur.

Le récit fidele de l'état d'un corps
mort ou vivant n'est pas le devoir le
plus difficile à remplir, lorsqu'on
connoît la structure du corps humain
& ses fonctions ; mais les conséquences
qu'il faut déduire des seuls faits qui
frappent vivement les sens, exigent
tant de justesse & d'exactitude, qu'il
n'est personne, quelque éclairée qu'elle
soit, qui ne tremble lorsqu'elle pro-
nonce.

Quel triomphe pour la vérité, ſi les deux Chirurgiens qui ont fait, le 10 Juil. de l'année 1767, le Rapport d'un cadavre trouvé ſur le bord du Rhône, près de Condrieu, avoient examiné ſcrupuleuſement & ſans prévention l'état du cadavre, & s'ils en avoient tiré des conſéquences juſtes & incapables d'être détruites par d'autres faits ! Ils auroient rendu la joie & la tranquillité à des familles éperdues ; ils auroient calmé l'eſprit agité d'un peuple, que les apparences ſéduiſent avec tant de facilité ; ils auroient empêché les Juges de douter, & les malheureux détenus dans les cachots les plus affreux, auroient joui de la liberté.

Qu'on ſe repréſente un Chirurgien inſtruit, obligé de faire le Rapport d'un cadavre jeté depuis dix jours ſur le bord d'un fleuve par le courant de l'eau, & expoſé pendant tout ce temps à l'action de l'air, de l'eau, & des brûlantes chaleurs de l'été : ardent à reconnoître la vérité, il conſidérera avec la plus exacte attention la ſurface extérieure du cadavre, il ne craindra pas d'examiner l'état de tous les organes, ſoit intérieurs, ſoit extérieurs ; combien de fois le ſpectacle effrayant d'un cadavre putréfié, & les vapeurs peſtiférées qui s'en exhalent, n'ont-ils pas fait reculer d'horreur les Chirurgiens les plus hardis ? Intrépide au milieu des exhalaisons les plus fétides, & animé par son devoir, il voit tout, il touche tout. Mais quel sera son jugement, s'il trouve la tête, le col & les extrémités supérieures rongées par les vers, si les vaisseaux du cerveau lui paroissent très - engorgés, s'il voit les poumons affaissés, & les bronches sans eau dans leur intérieur, s'il rencontre une pâte verdâtre dans l'estomac : Conclura-t-il que ladite personne est périe d'une mort violente, & qu'elle a été jetée dans l'eau après sa mort ?

Ami de la vérité, ennemi de la prévention, & jaloux de son honneur, il se représentera tous les effets de la putréfaction ; il se persuadera facilement que tout le col étant rongé par les vers, l'air extérieur a dû passer librement dans la cavité de la poitrine entre la plèvre & les poumons, & que par son propre poids il a affaissé les poumons ; il se ressouviendra que l'ouverture des bronches des hommes morts dans l'eau, ne lui a pas toujours démontré la présence d'une eau étrangere & écumeuse ; il se dira à lui-même que l'air extérieur, en agissant sur les poumons, a enlevé la plus grande quantité des fluides contenus dans les vaisseaux pulmonaires, parce que des poumons remplis d'eau & remplis

à l'action de l'air libre & de la fermentation putride, font de structure à
permettre aux fluides contenus, de
pafler à travers les pores de leur furface extérieure, paffage d'autant plus
facile que la fermentation eft plus confidérable; il fe rappellera qu'en fufpen-
dant un noyé par les pieds, on peut
faire fortir toute l'eau étrangere contenue dans les bronches, particuliérement lorfque la putréfaction a fait du
progrès; il n'oubliera pas que les noyes
qui rendent du fang par la bouche,
ne contiennent dans les bronches qu'une
très-petite quantité d'eau hétérogene;
il enlevera avec foin toute la pâte verdâtre contenue dans l'eftomac, & avant
de décider fi c'eft de l'herbage divifé
& atténué par la digeftion, ou une
autre fubftance alimentaire qui auroit
pris cette couleur, par le moyen de la
fermentation putride, ou de la bile
cyftique, ou d'une diffolution métallique, il la foumettra à toutes les épreu-
ves que la Chymie peut lui fuggérer
pour reconnoître fes vrais principes;
mais comme il fait que toutes les fubf-
tances alimentaires font plus ou moins
faciles à fe décompofer par le mouvement inteftin, & fur-tout par la fermentation putride; que la digeftion d'un
aliment quelconque peut durer plus ou
moins fuivant la difpofition du fujet,

A 3

& que les expériences les mieux faites ne pourront jamais lui démontrer quelle étoit l'espece d'aliment qu'il a trouvé sous la forme d'une pâte, & combien de temps & de moyens il falloit pour la décompofition de la matiere contenue dans l'eftomac du cadavre ; il fe gardera bien de ftatuer que ladite perfonne avoit mangé de l'herbage environ une heure avant fa mort. A la vue de cette même pâte verdâtre, il foupçonnera encore la préfence d'une plante vénéneufe mêlée avec les aliments, ou d'autres matieres, capables de caufer la mort, par leur action fur les tuniques de l'eftomac : enfin, après avoir réfléchi fur tous ces objets, il ne craindra pas de conclure que la putréfaction le met dans l'impoffibilité de rien ftatuer fur le genre de mort du cadavre trouvé fur le bord du fleuve.

Les Juges incertains fi la perfonne s'eft noyée, ou fi elle a été jetée dans l'eau après fa mort, ne pourroient inférer de ce Rapport aucun foupçon fur le genre de mort du cadavre expofé fur le bord du fleuve : mais comme il eft poffible de trouver des hommes capables de tirer de femblables faits des conféquences abfurdes, erronées, & préjudiciables au bon ordre de la fociété, je me fuis perfuadé qu'il étoit effentiel de leur démontrer combien les

expériences données par M. L****
au sujet des noyés, pouvoient induire
en erreur des personnes peu instruites.

Tout homme qui se noie, étant retiré
de l'eau quatre ou cinq jours après sa
mort, offre ordinairement dans la cavité
des bronches pulmonaires une quantité
plus ou moins grande d'eau étrangere ;
au contraire un homme mort, avant
d'être jeté dans l'eau, a rarement de
l'eau étrangere dans les bronches,
quelque temps qu'il y reste. Ces deux
observations qui passent pour être
constatées par une multitude d'expériences, ne peuvent-elles souffrir aucune
exception dans quelque cas que ce soit ?
N'a-t-on jamais vu les bronches d'un
noyé mort dans l'eau, entiérement pri-
vées d'eau étrangére ? & n'a-t-on jamais
rencontré de l'eau dans les bronches
d'un noyé, mort avant d'être jeté
dans l'eau ? Si je démontre que l'un
& l'autre cas ont existé & peuvent
exister, je pense qu'il me sera facile
de prouver de la maniere la plus évidente, combien le Rapport de deux
Chirurgiens, fait le 10 Juillet 1767,
au sujet d'un cadavre qu'ils ont nommé
Claudine Rouge, est erroné & inconsé-
quent.

Aussi-tôt qu'un homme vivant est
plongé dans l'eau, il conserve, autant
de temps qu'il lui est possible, l'air qu'il

a infpiré en y entrant. A peine a-t-il
expiré cet air, qu'une colonne d'eau
remplace la colonne d'air, & remplit
une partie du larynx; alors le mouvement alternatif des poumons & de la
poitrine s'arrêtent, la circulation du
fang eft fufpendue, le fang eft obligé
de féjourner dans le ventricule droit
& l'oreillette droite du cœur, la veine
cave, & les veines jugulaires s'enflent,
les finus de la dure-mere fe dilatent,
& les vaiffeaux du cerveau s'engorgent.
Comme fon corps eft fpécifiquement
plus pefant que l'eau, il va au fond
de ce liquide & il y demeure jufqu'à ce
que le mouvement inteftin, qui ne ceffe
d'agir fur toutes les parties molles &
fluides du cadavre, commence à décompofer les fluides & les parties molles
de ce corps, & à développer l'air
combiné avec les autres principes qui
conftituent effentiellement les parties
folides & fluides du cadavre. A mefure
que cet air principe fe dégage, il paffe
dans le tiffu cellulaire de toutes les
parties du corps noyé & il les diftend
au point d'accroître confidérablement
le volume du cadavre & de le rendre
par-là, eu égard au volume, fpécifiquement plus léger que l'eau. Dès cet
inftant le cadavre furnage, le mouvement inteftin s'accroît, la fermentation
putride commence à fe montrer, &

les viſceres du bas-ventre à s'altérer ; car il eſt démontré que plus il ſe dégage d'air d'un corps expoſé à l'action du mouvement inteſtin, plus le mouvement inteſtin s'accroît, particuliérement s'il ne peut avoir une iſſue libre dès qu'il eſt dégagé. De toutes les cavités du corps humain, celle qui renferme les organes les plus expoſés au mouvement inteſtin, eſt ſans contredit le bas-ventre ; il n'eſt point de jeunes Eleves dans l'Art de la Chirurgie qui méconnoiſſent cette vérité ; auſſi voit-on le bas-ventre des noyés extrêmement tuméfié lorſqu'ils commencent à ſurnager, tomber en putréfaction deux ou trois jours après. Le bas-ventre n'eſt pas chez l'homme noyé, la ſeule cavité qui contienne beaucoup d'air, la poitrine en renferme une grande quantité entre la pléyre & les poumons : qu'on ouvre dans l'eau, la cavité de la poitrine d'un noyé, un jour ou deux après qu'il a ſurnagé, une infinité de bulles s'éleveront du fond de l'eau ſur la ſurface & démontreront qu'il s'étoit logé entre la pléyre & les poumons une grande quantité d'air dégagé des parties contenues dans la poitrine ; la quantité de cet air interthorachique ſera d'autant plus conſidérable que la putréfaction aura fait plus de progrès.

C'eſt à ce commencement de fermen-

...ration putride qu'on doit encore attri-
buer l'effufion de fang qu'un grand
nombre de noyés rendent par la bouche,
lorfqu'ils ont furnagé, & quelque temps
après avoir repofé fur le rivage : le fang
contenu dans les vaiffeaux pulmonaires
tend toujours à fa décompofition à
caufe du mouvement inteftin qui agite
infenfiblement fes principes ; l'air qui
s'en dégage paffe dans le tiffu inter-
lobulaire, il accroît le mouvement
inteftin, il chaffe l'eau contenue dans
les bronches & il tend à décompofer
les parois des vaiffeaux qui renferment
le fang pulmonaire : pour-lors l'air fitué
entre la plévre & les poumons fait
effort contre les vaiffeaux pulmonaires ;
le diaphragme diftendu par l'air renfermé dans le bas-ventre comprime les
poumons, & le fang devenu plus
fluide par la putréfaction s'échappe des
bronches, pour paffer avec une certaine
quantité d'eau par le larynx, enfuite
par la bouche : le fang que plufieurs
noyés rendent par la bouche ne vient
donc jamais du nez, mais toujours de
la trachée-artere, c'eft-à-dire, des poumons ; & cette évacuation n'a jamais
lieu que lorfque la putréfaction a commencé.

Que les défenfeurs de la vérité réflé-
chiffent attentivement fur ce phénomene : enfuite ils concevront, s'il eft

possible de regarder cette effusion de sang comme une suite de l'engorgement des vaisseaux du cerveau, causé par une mort violente.

L'état des poumons varie chez les hommes morts dans l'eau, suivant leur tempérament & leur âge, suivant le degré de fermentation putride qu'ils ont éprouvé dans l'eau, ou hors de l'eau, suivant la situation qu'ils ont été forcés de conserver ou de changer tant qu'ils font restés dans l'eau, lorsqu'ils ont surnagé, & après avoir été retirés de l'eau.

Qu'on ouvre les bronches d'un enfant, une heure ou deux après qu'il s'est noyé, on y rencontrera pour l'ordinaire une plus grande quantité d'eau étrangere que dans les bronches d'un adulte, vraisemblablement à cause de la foiblesse des muscles expirateurs. Des expériences répétées fur des chiens & autres animaux prouvent d'une maniere indubitable cette observation. Si l'âge apporte une différence sensible par rapport à la quantité d'eau, reçue dans les bronches à la place de l'air inspiré, pourquoi les divers degrés de sensibilité & d'irritabilité ne cauferoient-ils pas des variétés plus frappantes? L'impression de l'eau fur les parois internes du larynx ne peut-elle pas irriter le système nerveux des poumons, au point

A 6

d'engager la nature à faire tous ſes efforts pour s'oppoſer à l'entrée d'un corps qui doit abolir toutes ſes fonctions ? Rien ne répugne à admettre ces poſſibilités ; l'expérience ſemble les confirmer, quand on vient à conſidérer la quantité preſque inſenſible d'eau que les noyés rendent par le larynx, lorſqu'on les rappelle à la vie.

L'ouverture des cadavres noyés m'a toujours appris que plus un cadavre avoit ſubi les effets de la fermentation putride, moins on trouvoit d'eau étrangere dans les bronches, & qu'en les ouvrant deux ou trois jours après qu'ils ont ſurnagé, on rencontroit ſouvent les vaiſſeaux aériens privés d'eau étrangere. Ceux qui jugent par comparaiſon peuvent tenter les mêmes expériences ſur des chiens noyés, pourvu qu'ils aient ſoin de les expoſer, après qu'ils auront ſurnagé, à une chaleur capable de faire monter le mercure dans le thermometre de Réaumur juſqu'au vingt - quatrieme degré au deſſus du terme de la congélation ; & de leur faire affecter une ſituation horizontale, & la tête un peu inclinée en bas.

La ſituation qu'obſerve un noyé lorſqu'il ſurnage, le mouvement continuel de ſon corps, particuliérement ſi l'eau eſt courante, peuvent contribuer à faire ſortir par la bouche l'eau renfermée

dans les bronches : on se le persuadera
d'autant plus volontiers, qu'il est démontré par plusieurs expériences que
tout cadavre noyé, prêt à surnager,
ou qui a surnagé, étant suspendu pendant quelque temps par les pieds, rend
par la bouche le peu d'eau qu'il contient
dans les bronches.

Un gros chien noyé depuis vingt-
quatre heures dans une liqueur colorée,
suspendu pendant quelques minutes,
par les pieds de derriere, & un peu
agité, rend par la bouche le peu d'eau
qu'il a inspiré, & ne laisse voir sur la
face interne des bronches & de la trachée-artere, qu'une petite quantité de
parties colorantes, dont l'adhérence aux
parois des vaisseaux aériens, prouve
évidemment que l'eau inspirée peut
s'échapper facilement par les mêmes
voies par où elle est entrée.

Il est donc de fait qu'un homme mort
dans l'eau étant agité d'un mouvement
contraire à celui qu'exige l'eau renfermée dans les poumons, pour y être
retenue, rend par la bouche une plus
ou moins grande quantité d'eau, &
qu'il n'y reste jamais assez d'eau dans
les vaisseaux aériens pour constater si
l'homme est mort dans l'eau ou avant
d'y être jeté : il faut observer que cette
expérience réussit d'autant plus, que
le cadavre a reçu de la fermentation

putride un plus grand degré d'altération.

A des faits si constants, ajoutez les phénomenes qu'offrent les noyés rappel-lés à la vie, vous aurez des armes allez fortes pour dompter l'incrédulité. Après une agitation continuelle du corps tenu dans une situation propre à favoriser la sortie de l'eau contenue dans les bronches, après l'application réitérée des corps irritants sur les par-ties les plus sensibles, après l'introduc-tion d'une chaleur douce & tempérée à l'aide des corps ambiants, on voit la nature presque opprimée, faire ses derniers efforts, pour mettre en jeu les muscles qui exécutent & favorisent le mouvement d'expiration. Le diaphra-gme, les muscles intercostaux, les mus-cles du bas-ventre & autres muscles co-adjuteurs de l'expiration se contractent souvent avec tant de force, lorsque la situation & l'agitation du cadavre n'ont pas produit l'expulsion de l'eau hors de la poitrine, que le vomissement des matieres contenues dans l'estomac se fait en même temps que l'expulsion de l'eau renfermée dans les poumons. A peine les poumons ont-ils rendu la petite quantité d'eau contenue dans leurs cavités, que l'air entre dans les bronches, & les dilate; dès cet instant le sang commence à se mouvoir dans les veines pulmonaires, le cœur se contracte, le sang logé dans le ventricule droit, passe dans l'artere pulmonaire, en même-temps que le ventricule gauche chasse le sang veineux pulmonaire dans l'aorte, la circulation enfin se rétablit.

L'eau contenue dans les poumons d'un homme noyé, depuis peu de temps, peut donc être expulsée par la seule agitation du cadavre tenu dans une situation favorable à l'expulsion de l'eau, ou par les seuls efforts de la nature. Si un homme noyé rend avec tant de facilité par la bouche l'eau qu'il a inspirée, que doit-on penser de ceux qui osent encore affirmer que l'affaissement extrême des poumons & l'absence de l'eau dans la cavité des bronches d'un cadavre retiré de l'eau après qu'il a surnagé, traîné sur le rivage par des pêcheurs, & en partie détruit par la putréfaction, sont des signes évidents & infaillibles que tout cadavre trouvé dans cet état, est péri d'une mort violente, avant que d'avoir été jeté dans l'eau ? N'est-on pas forcé d'avouer qu'ils ne connoissent ni la fermentation putride, ni ses effets ; qu'ils n'ont pas assez d'expérience pour entrevoir que l'affaissement des poumons est dans ce cas, l'effet de la putréfaction & de la compression de l'air extérieur admis dans la poitrine entre la plévre & les poumons ; qu'ils n'ont jamais vu les poumons d'un cadavre lorsqu'il commence à tomber en putréfaction ; qu'ils ignorent les effets de l'air extérieur agissant sur la face interne des bronches ; qu'ils n'ont pas ouvert un grand nombre de cadavres noyés, & que les expériences sur lesquelles ils appuient leur système sont ou mal faites, ou fausses, ou infidelles.

Quoiqu'il soit prouvé que la plupart des hommes plongés dans l'eau périssent faute d'air, & qu'ils inspirent à la place de l'air une certaine quantité d'eau dont l'expulsion s'exécute avec plus de facilité que l'introduction, il n'est pas moins démontré qu'il est possible d'admettre des circonstances qui s'opposent à l'introduction de l'eau dans les poumons d'un homme qui se noie.

Qu'un homme attaqué d'une vomique se noie, les efforts qu'il fera pour chasser l'eau qui entre malgré lui dans la glotte, ne peuvent-ils pas suffire pour causer la rupture de la vomique, & étouffer sur le champ le malade ? le cadavre se précipite, le pus s'écoule des bronches, & sort par la bouche, le noyé surnage, on l'ouvre, on ne trouve point d'eau dans les poumons, & on le juge péri d'une mort violente avant d'être jeté dans l'eau.

Enſeveliſſez un hemophtiſique ſous les flots, qui vous a dit que dans le moment où il s'efforce de rejetter l'eau qu'il eſt obligé d'inſpirer, il ne ſe fait pas une rupture de pluſieurs vaiſſeaux capables de fournir aſſez de ſang dans le larynx pour s'oppoſer à l'introduction de l'eau? Au bout de ſept jours on le retire du fleuve, on fait l'ouverture des bronches, on n'y rencontre point d'eau & on affirme qu'il eſt péri d'une mort violente, avant d'être jeté dans l'eau.

Si une perſonne plongée dans l'eau tombe en ſyncope & meurt dans le même inſtant qu'elle chaſſe l'air contenu dans les bronches, l'eau ne pourra pas entrer dans la poitrine faute d'inſpiration. Quinze jours après on l'ouvre, on ne rencontre aucun fluide dans les bronches, & on certifie qu'elle eſt périe d'une mort violente, avant d'être jetée dans l'eau.

Une perſonne ſujette à des mouvements convulſifs, ne peut-elle pas être attaquée, en ſe noyant, d'une convulſion tonique, qui affecte ſubitement les muſcles de l'une & l'autre mâchoire, des levres, de la langue, du voile du palais, & du larynx, au point de l'étouffer & de l'empêcher d'inſpirer de l'eau à la place de l'air? A peine huit jours ſe ſont-ils écoulés que le cadavre ſurnage, le courant de l'eau le jette sur le bord du rivage; on ouvre la poitrine, les bronches n'offrent aucun fluide hétérogene, & on atteste qu'elle est périe d'une mort violente, avant d'être jetée dans l'eau.

Qu'une fille se jette du haut d'un pont dans une riviere, qu'elle aille au fond de l'eau donner de la tête contre un rocher, que la violente commotion du cerveau produite par ce coup la fasse périr sur le champ, elle n'aura pas le temps d'inspirer, & l'eau n'entrera point dans les poumons. Quinze jours après on en fait le Rapport, on ne trouve point le crâne fracturé, mais on voit les vaisseaux du cerveau très-engorgés, les poumons extrêmement affaissés & sans eau dans leur intérieur, aussi-tôt on juge qu'elle est périe d'une mort violente, avant d'être jetée dans l'eau.

Ces cinq personnes vivoient avant d'être dans l'eau; elles n'ont inspiré aucun fluide quoiqu'elles soient péries dans l'eau : donc il est des circonstances qui s'opposent à l'introduction de l'eau dans les bronches d'un homme qui se noie : donc un Juge ne peut pas décider que l'absence de l'eau dans les poumons d'un noyé, est une preuve certaine que la personne est périe d'une mort violente, avant d'être jetée dans l'eau.

Les raisonnemens les plus spécieux, les expériences les plus imposantes & l'autorité de ceux qui les soutiennent ne doivent donc jamais faire passer pour regles fondamentales, ce qui est susceptible d'exception. Il en est de même de la proposition suivante qu'on veut faire regarder comme un axiome invariable dans quelque cas que ce soit : Tout homme jeté dans l'eau après sa mort n'offre jamais de l'eau dans ses bronches, quelque temps qu'il y reste. Cette proposition est en général prouvée par l'expérience, mais elle peut souffrir des exceptions qui ne permettent pas de conclure que tout cadavre noyé, qui ne contient point d'eau, est péri d'une mort violente avant d'être jeté dans l'eau, & qu'il faut nécessairement qu'un noyé inspire pour admettre une eau étrangere dans ses poumons. Selon ces conclusions il seroit impossible à tout homme vivant, plongé dans un fluide, de le faire parvenir dans la trachée-artere, sans le secours de l'inspiration, & à tout homme mort, avant d'être jeté dans l'eau, d'avoir de l'eau dans ses poumons, après qu'il a resté dans l'eau.

Le fœtus nage continuellement dans un liquide insipide & mucilagineux pendant neuf mois; suivant l'observation & le système de ceux qui ont avancé , que tout homme plongé dans un fluide , devoit inspirer pour le faire parvenir dans les bronches , le fœtus ne devroit pas contenir dans les bronches un fluide absolument semblable à celui qui l'environne , lorsqu'il est renfermé dans les enveloppes du placenta , parce qu'il ne peut expirer ni inspirer : mais comme la simple inspection démontre évidemment la présence de la liqueur de l'amnios dans les bronches du fœtus , on est en droit de conclure que l'eau , ou autre fluide , peut entrer dans les bronches de l'homme vivant , sans le secours de l'inspiration. Si la transparence de la liqueur contenue dans les poumons du fœtus humain étoit capable de faire soupçonner une différence essentielle entre la liqueur de l'amnios & celle des poumons ; qu'on ouvre le fœtus d'une vache & le fœtus d'une jument , après les avoir sorti des enveloppes où ils étoient renfermés , on trouvera dans la trachée-artere & les bronches de l'un & l'autre animal une liqueur de couleur jaune , d'une saveur insipide , d'une fluidité moyenne, enfin une liqueur absolument semblable à celle qu'on rencontre dans l'amnios.

Plongez dans une eau colorée , le cadavre d'un homme mort tranquillement dans son lit ; ou celui d'un enfant

gé d'un an ou deux ; ayez foin de
maintenir la tête un peu renverſée en
rriere, la bouche ouverte, & le corps
dans une ſituation propre à faciliter
l'entrée de l'eau dans le larynx, aban-
donnez-le pendant quarante-huit heures
à l'action de l'eau ; après ce temps reti-
ez-le de l'eau de maniere que la tête
& le corps gardent une direction per-
endiculaire ; enſuite ouvrez la trachée-
rtere & comprimez les poumons, vous
n verrez ſortir une grande quantité
l'eau colorée ſemblable à celle où le
adavre ſe trouvoit plongé : donc l'eau
eut entrer dans les bronches d'un homme mort, avant d'être jeté dans l'eau,
ourvu que la ſituation du cadavre
avoriſe ſon entrée dans la bouche &
e larynx : donc tout cadavre qui con-
ient de l'eau dans ſes poumons n'eſt
as eſſentiellement mort dans l'eau. Bien
lus, je ſuis intimement perſuadé que
es accidents morbifiques ſeroient aſſez
graves pour en impoſer aux yeux les
lus clair-voyants. Qu'un malade atta-
ué d'un aſthme pituiteux meure d'une
rop grande quantité de matieres viſ-
ueuſes accumulées dans les bronches,
u'on le jette après ſa mort dans l'eau
ù il reſtera juſqu'à ce qu'il ſurnage,
ſe le mouvement inteſtin donne de la
uidité aux humeurs renfermées dans
es bronches, propriété attachée au

mouvement inteſtin, lorſqu'il agit ſur des liquides viſqueux ; qu'on ouvre le cadavre cinq jours après qu'il a ſurnagé, on trouvera les poumons en partie remplis d'une humeur fluide & tranſparente qui fera vivement ſoupçonner que c'eſt le cadavre d'un homme mort dans l'eau ; cependant il eſt mort dans ſon lit & a été jeté après ſa mort dans l'eau : la préſence de l'eau dans les bronches d'un noyé, n'eſt donc pas un ligne certain de ſa mort dans l'eau : donc il eſt abſurde d'affirmer ou de juger que tout homme noyé, qui a les poumons remplis d'eau, eſt mort dans l'eau.

Le trois Février mil ſept cent ſoixante-huit je fis l'ouverture du nommé de Bachelard, Ouvrier en ſoie, demeurant à Lyon, rue Paradis ; comme tous les ſymptomes qu'il avoit éprouvés pendant ſa maladie annonçoient un embarras conſidérable dans les poumons, j'examinai la poitrine & la trachée-artere. Quel ne fut pas l'étonnement du Médecin & des Aſſiſtants, lorſqu'ils virent ſortir par l'ouverture du tronc des bronches une grande quantité d'humeur fluide un peu jaune, qui n'avoit aucun caractere purulent ; la compreſſion des poumons donna encore lieu à la ſortie d'une eau écumeuſe. J'ai rencontré une ſemblable humeur, même plus limpide dans les vaiſſeaux aériens

ie plufieurs cadavres , & je l'ai remar-
quée dans les poumons d'un chien étranglé. Cependant fi l'on avoit jeté Bache-
ard dans l'eau , une heure avant fa
mort , il y feroit péri , & n'auroit pu
nfpirer affez de fluide hétérogene ,
pour conftater qu'il avoit été noyé ; &
fi on l'avoit jeté dans l'eau après fa
mort , les vaiffeaux aériens auroient
renfermé une affez grande quantité de
fluide pour faire penfer qu'il étoit mort
dans l'eau : donc la préfence de l'eau
dans les poumons, n'eft pas une preuve
certaine & infaillible qu'une perfonne
eft morte dans l'eau.

Toutes les conféquences que je viens
de déduire de l'expérience la plus
exacte & de l'obfervation la plus réflé-
chie , me paroiffent fuffifantes pour
juger de la validité de deux Rapports
faits au fujet d'un cadavre expofé fur
le bord du Rhône , près de Condrieu,
par des pêcheurs qui l'avoient retiré
de l'eau ; il eft effentiel de faire remarquer que ce cadavre étoit au fortir de
l'eau confidérablement tuméfié & qu'il
devint extrêmement noir après avoir
refté une demi-heure au foleil : Ce fut
le trente Juin , de l'année mil fept cent
foixante-fept , le jour même que les
pêcheurs retirerent le cadavre de l'eau ,
que le Chirurgien de Condrieu en fit
l'examen & le Rapport fuivant :

Je soussigné, Chirurgien de Condrieu, certifie qu'en conséquence de l'Ordonnance du Châtelain de Condrieu, je me suis transporté sur les bords du Rhône pour procéder au Rapport d'un cadavre noyé, où après l'avoir examiné j'ai trouvé que la fille que ce cadavre représentoit, avoit la langue de deux pouces au moins hors de la bouche; qu'elle avoit autour du col des enfoncements dans les chairs & des meurtrissures produites par l'effet d'une corde. Ce que je certifie véritable; le 30 Juin 1767.

Une langue hors de la bouche au moins de deux pouces, des meurtrissures, & un enfoncement circulaire autour du col, sont les seuls objets qui ont fixé l'attention du Chirurgien de Condrieu, & ce sont les seuls qui ont engagé M. L **** à affirmer, que la langue hors de la bouche au moins de deux pouces & l'enfoncement circulaire du col, effet de la constriction de cette partie par une corde, étoient des signes assez certains que la personne avoit été étranglée avant que d'avoir été jeté dans l'eau. Se pourroit-il, qu'il n'eut jamais vu des noyés dont la langue étoit si tuméfiée, qu'elle avoit été forcée de sortir hors de la bouche! Quoique cette observation ne soit pas constante chez tous les noyés, elle n'est pas moins vraie; & s'il falloit expliquer comment

comment je conçois que la langue d'un homme mort dans l'eau, & submergé jusqu'à ce qu'il surnage, peut sortir hors de la bouche, je dirois, que l'air dégagé par la putréfaction a tuméfié le tissu cellulaire de la langue, & que la langue trop tuméfiée, pour pouvoir rester dans la bouche, a été forcée d'en sortir ; je dirois, qu'un ruban, un collier, ou autres attaches faites pour l'ornement du col, doivent augmenter le volume de la langue d'un cadavre qui a commencé à subir dans l'eau les effets de la fermentation putride, parce que l'air dégagé dans le tissu cellulaire des téguments qui recouvrent la tête & le col, ne peut pas communiquer avec les cellules situées au dessous de la ligature ; s'il ne peut avoir un passage libre dans le tissu cellulaire des téguments situés au dessous de la ligature, il est obligé de se porter dans les parties où il trouve le moins de résistance ; la langue est la partie de la tête qui en offre le moins, & la plus facile à distendre, donc la langue doit être plus gonflée chez un cadavre qui a une attache autour du col. Les Bouchers nous offrent tous les jours un exemple bien frappant de ce phénomene, lorsqu'ils introduisent, à l'aide d'un soufflet, beaucoup d'air dans le tissu cellulaire des téguments : à peine l'air a-t-il pénétré le tissu cellulaire de la langue, qu'on la voit fortir hors de la bouche de l'animal égorgé : donc l'introduction de l'air dans le tiſſu cellulaire de la langue la fait fortir hors de la bouche: donc l'air développé & engagé dans le tiſſu cellulaire de la langue, eſt capable de faire fortir la langue d'un cadavre noyé hors de ſa bouche : donc la langue hors de la bouche d'un noyé, n'eſt pas un ſigne certain que le noyé a été étranglé, avant d'être jeté dans l'eau.

L'enfoncement circulaire du col eſt-il, ſuivant le jugement du Chirurgien de Condrieu, l'effet de la conſtriction d'une corde, &, ſuivant le ſentiment de M. L****, un ſigne certain que la perſonne avoit été étranglée avant d'être jetée dans l'eau? La conſéquence que le Chirurgien de Condrieu a déduite de l'enfoncement circulaire eſt vraie juſqu'à un certain point, puiſqu'il eſt poſſible de démontrer évidemment qu'un enfoncement circulaire du col ne peut pas exiſter chez un noyé, ſi un corps étranger n'a pas fait une compreſſion continuelle autour du col, tant que le cadavre a reſté dans l'eau ; & que l'enfoncement circulaire du col n'auroit pas frappé les ſens du Chirurgien de Condrieu, ſi après avoir étranglé la perſonne on eût ôté la ligature, comme pluſieurs oſent le conjecturer,

& enfuite jeté le cadavre dans l'eau : mais il eſt abſurde de conclure que l'enfoncement circulaire du col eſt un ſigne certain que la perſonne avoit été étranglée avant d'être jetée dans l'eau. Quoi un collier, un ruban, un cordon de ſoie & autres ornements du col ne peuvent pas produire cet effet ſur une perſonne noyée, dont tous les téguments ſe ſont gonflés par l'action de l'air développé ? Un collier, un ruban, ou un cordon de ſoie bien attaché, n'eſt-il pas un obſtacle à la tuméfaction de la partie du col qu'il environne ? Le collier ne s'oppoſe-t-il pas au libre paſſage de l'air contenu dans le tiſſu cellulaire, ſitué au deſſus & au deſſous du collier ? Le ruban ne peut-il pas être de ſubſtance à ne ſouffrir qu'une certaine extenſion qui devenant plus conſidérable, fait rompre le ruban ? N'eſt-il pas démontré que plus le cadavre eſt prêt à ſurnager, plus l'air fait effort contre les parois de la tunique cellulaire & diſtend les téguments ? L'impreſſion d'une forte ligature ne peut-elle pas s'effacer lorſque l'air fait les efforts pour diſtendre les téguments du col ? La marque noire qui accompagne l'enfoncement circulaire produite par le collier, n'eſt-elle pas un ſimple effet de la compreſſion du collier, occaſionnée par l'action des téguments ſur le collier ?   B 2

L'air dégagé par le mouvement inteftin , & développé dans le tiffu cellulaire des téguments qui couvrent le col,
doit néceffairement agir contre le cordon , qui n'étant pas de fubftance auffi
fufceptible d'extenfion que les téguments, réfifte à fes efforts , tandis que
les téguments fitués au deffous & au
deffus du cordon , en fe tuméfiant, produifent un enfoncement remarquable ,
dans lequel le cordon doit fe trouver
engagé , s'il a été affez fort pour ré-
fifter à l'action de l'air. Attachez autour
du col d'un cadavre un ruban de foie ou
une ficelle ; faites macérer le cadavre
dans l'eau jufqu'à ce qu'il furnage ;
ôtez le ruban du col , dès que le cadavre a furnagé , on appercevra autour
du col un enfoncement circulaire d'autant plus noir , que le cadavre aura
éprouvé une plus grande altération de
la part du mouvement inteftin : le collier eft donc un obftacle à la tuméfaction : le collier s'oppofe donc au libre
paffage de l'air contenu dans le tiffu
cellulaire du col : la marque noire qui
accompagne l'enfoncement circulaire
eft donc un fimple effet de la compreffion du ruban. Si quelqu'un ofoit foutenir le contraire de cette derniere conféquence déduite de l'expérience , qu'il
fe tranfporte dans les Amphithéatres,
il y obfervera combien la compreffion

eſt capable d'altérer chez le cadavre la couleur de la partie comprimée.

Faites avec une corde une forte ligature autour du col d'un cadavre, laiſſez la corde attachée pendant douze heures ; après ce temps faites macérer le cadavre dans l'eau juſqu'à ce qu'il ſurnage ; alors on ſera ſurpris de ne diſtinguer qu'avec peine l'impreſſion de la corde , on verra le col également tuméfié ne préſenter aucun enfoncement circulaire : donc l'impreſſion d'une forte ligature peut s'effacer lorſque l'air fait ſes efforts pour diſtendre les téguments : donc un homme jeté dans l'eau après avoir été étranglé peut n'offrir ſur le col aucune impreſſion de la corde lorſqu'il commence à ſurnager : mais on n'a trouvé dans l'enfoncement circulaire ni corde , ni collier, ni ruban : comment donc prouver qu'un collier ou cordon , &c. eſt la ſeule cauſe qui peut donner lieu à cet enfoncement ? Je le démontre , parce qu'il ne ſauroit exiſter un enfoncement circulaire du col , ſi la compreſſion n'a pas eu lieu autour d'une partie du col , pendant tout le tems du développement de l'air, parce que l'air auroit également diſtendu toutes les parties du col , ſi la rupture du collier s'étoit faite dans les premiers temps du développement de l'air , parce qu'un ruban ou un cordon de ſoie de facile rupture , étant mis au-

tour du col d'un cadavre, se rompt lorsque le cadavre commence à se tuméfier
par l'action de l'air développé, & parce
que l'enfoncement circulaire du col est
d'autant plus considérable & la rupture
du cordon d'autant plus tardive, que la
tuméfaction du cadavre est plus grande
& le lien plus fort. De tout ce que je
viens de démontrer il est facile de conclure que la langue hors de la bouche
& l'enfoncement circulaire du col
qu'offre un cadavre noyé après qu'il a
surnagé ne sont pas des signes certains
que la personne noyée a été étranglée
avant d'être jetée dans l'eau : Donc
M. L **** a excédé la certitude des
principes, lorsqu'il a avancé, en conséquence du Rapport du Chirurgien de
Condrieu que la langue hors de la bouche au moins de deux pouces, &
l'enfoncement circulaire du col étoient
des signes assez certains que la personne
noyée & trouvée, le 30 Juin, par des
pêcheurs près de Condrieu, avoit été
étranglée avant d'être jetée dans l'eau.

Le sept du mois de Juillet 1767, M.
le Lieutenant-Criminel de Lyon, sur
les Conclusions & à la Requête de M.
le Procureur du Roi, ordonna à deux
Chirurgiens de la même ville, de se
transporter dans le Charnier de la Paroisse S. Michel - sous - Condrieu, pour
procéder au Rapport du même cadavre,

ce qu'ils exécuterent de la maniere suivante, le dixieme jour de Juillet 1767.

Nous Chirurgiens du Roi, Deputés aux Rapports de Justice, Gradués & Maîtres en Chirurgie à Lyon, certifions qu'en conséquence de l'Ordonnance rendue, le septieme jour du courant, par M. le Président Dugas, Lieutenant-Criminel en la Sénéchaussée & Siege Présidial de Lyon, sur les Conclusions & à la Requête de M. le Procureur du Roi auxdits Sieges, nous nous sommes transportés dans le Charnier de la Paroisse de St. Michel-sous Condrieu, pour procéder au Rapport des causes de mort de Claudine Rouge, où après l'exhumation de son cadavre que nous avons trouvé dans une biere decouverte, enveloppé d'une grosse toile, vêtu d'une espece de casaquin d'indienne, rouge & blanc, & d'une chemise de toile neuve; l'ayant attentivement visité, nous avons trouvé la tête sans tégument, le crâne à découvert & sans fracture, la face, le col & les extrémités supérieures rongées par les vers, la poitrine & le ventre n'étant pas encore ouverts par ces insectes, & la putridité; pudenda sine pilis, vasisque naturalis exteriora vermibus jam depasta; *les extrémités inférieures prodigieusement boursouflées, & presque sans épiderme ou surpeau. D'après ce détail, il nous a été impossible de reconnoître aucune cause de* mort sur toute l'habitude extérieure. Ayant procédé à l'ouverture du cadavre, nous avons trouvé les vaisseaux du cerveau très-engorgés, le cœur dans son intégrité à peu près naturelle, les poumons extrêmement affaissés & sans eau dans leur intérieur; de-là nous avons ouvert le bas-ventre, tous les visceres de cette capacité nous ont paru être dans leur état naturel. Ayant fait l'ouverture de l'estomac, nous l'avons trouvé rempli d'une pâte verdâtre, que nous pensons être de l'herbage que ladite Rouge avoit mangé, environ une heure avant sa mort, attendu que la digestion de ces aliments ne faisoit que commencer. Nous jugeons d'après tout ce que nous venons de dire, que cette fille a péri d'une mort violente, peu de temps après avoir mangé, & & qu'elle a été jetée dans l'eau après sa mort ; étant dans l'impossibilité de reconnoître quel est positivement le genre de mort qu'elle a éprouvé, eu égard à la putridité dont nous avons parlé; ce qui nous fait présumer que ce cadavre a resté long-temps dans l'eau, de laquelle l'on nous a dit l'avoir retiré; ce que nous attestons véritable. A St. Michel-sous-Condrieu, le 20 Juillet 1767.

L'état des téguments, celui des visceres & des substances contenues dans l'estomac, & le Jugement que les Chirurgiens ont porté en conséquence d'un fystême établi fur des expériences équivoques, & fur des faits mal circonſtanciés, font les trois points eſſentiels de ce Rapport, & les ſeuls à diſcuter.

Un cadavre expoſé à l'action de l'eau, de l'air & de la chaleur la plus exceſſive, pendant l'eſpace de quinze jours, n'offre rien de ſurprennant, lorſqu'on lui trouve la tête ſans tégument, le crâne à découvert & ſans fracture, la face, le col & les extrêmités ſupérieures rongées par les vers, les extrêmités inférieures prodigieuſement bourſouflées, & preſque ſans épiderme; mais il eſt du prodige de rencontrer les téguments de la poitrine & du bas-ventre préſervés des effets de la putréfaction & des inſectes, & cela après avoir donné dix jours auparavant les marques les plus évidentes de putréfaction, puiſque une infinité de témoins ont atteſté, que le cadavre, après avoir reſté, le trente Juin, une demi-heure au ſoleil, devint extrêmement noir. Quel eſt l'homme qui pourroit ſe perſuader, ſans admettre un changement dans les loix les plus invariables de la nature, que les téguments du bas-ventre ne furent pas les premieres parties du càdavre expoſées à la putréfaction? Tous les quadrupedes & une infinité d'autres animaux démontrent qu'après une mort violente , ou naturelle , ce sont les téguments du bas - ventre qui reçoivent les premieres altérations du mouvement intestin. Hé quoi l'ordre de la nature aura varié une seule fois en faveur de ce cadavre ; la tête , les extrêmités supérieures & les parties génitales auroient éprouvé le dernier degré de putréfaction , sans que les téguments du bas-ventre fussent altérés ? Hélas ! qu'il est douloureux d'affirmer , d'après des témoins irrévocables , que le bas-ventre n'étoit point tuméfié lorsqu'on enterra le cadavre dans le charnier de Saint Michel , comme il l'étoit au sortir de l'eau , & que la putréfaction avoit gagné les téguments du bas - ventre. Si l'abdomen n'étoit plus tuméfié lorsque les Chirurgiens en firent l'ouverture , l'air dans le bas-ventre s'étoit donc échappé. Il y a lieu de présumer que la putréfaction avoit produit la sortie de l'air renfermé dans l'abdomen , ainsi que le démontrent tous les noyés exposés sur le rivage , à l'action de la fermentation putride ; les téguments & les muscles du bas-ventre tombent en putréfaction , l'air contenu dans l'abdomen , en les tendant avec effort , se fait jour à travers l'endroit qui lui offre le moins de résistance ; l'absence de l'air dans l'abdomen est donc dans ce cas un signe assez certain pour juger que la putréfaction a ouvert le bas-ventre, quand même on n'appercevroit pas l'ouverture qui a donné passage à l'air contenu : les Chirurgiens aux Rapports n'étoient donc pas fondés à certifier, que la putréfaction n'avoit pas ouvert le bas-ventre, lorsqu'ils trouverent l'abdomen affaissé.

On a eu beau imaginer que la sépulture du cadavre dans le sable, & dans un sable échauffé par l'ardeur du soleil au mois de juillet, l'a garanti de la pourriture ; on ne me persuadera jamais qu'un sable toujours humide, malgré les grandes chaleurs de l'été, s'est opposé aux progrès de la putréfaction d'un cadavre que le mouvement intestin avoit déjà commencé à détruire, & dont l'air principe étoit en partie développé : il faut d'autres circonstances pour arrêter les progrès de la putréfaction, une quantité de sable parfaitement sec & chaud, une athmosphere assez échauffée pour enlever les fluides à mesure qu'ils se séparent ou qu'ils sont absorbés par le sable, un cadavre que la pourriture n'a point encore altéré, sont les conditions nécessaires ; mais tant que le sable sera humide, le cadavre dans un commencement de putréfaction, & l'air environnant échauffé au point de faire monter le mercure dans le thermometre de Réaumur, jusqu'au vingt-cinquieme degré au deſſus du terme de la congélation, on ſera forcé d'avouer que la ſépulture du cadavre dans le ſable, n'a pu s'oppoſer au progrès de la putréfaction.

Suppoſons même que les progrès de la pourriture ſe ſoient ſuſpendus pendant tout le temps que le cadavre a reſté dans le ſable; mais depuis le cinq juillet juſqu'au dix du même mois, le cadavre n'aura-t-il donc ſouffert aucune altération dans le charnier de S. Michel? Le bas-ventre aura-t-il encore conſervé ſon état naturel? Il n'y a pas à héſiter: ou les Chirurgiens n'ont pas accuſé la vérité du fait, ou la prévention les a aveuglés, ou il y a du ſurnaturel.

L'engorgement des vaiſſeaux qui rampent dans la ſubſtance du cerveau d'un noyé, bien-loin d'être un ſigne eſſentiel de l'étranglement fait avant l'immerſion du corps dans l'eau, n'eſt qu'un ſymptome commun à une infinité de cadavres morts de différentes maladies, & eſſentiellement attaché à toute perſonne qui meurt dans un fluide quelconque; découvrez le cerveau de tous les hommes morts dans l'eau, il n'en eſt aucun dont les vaiſſeaux du cerveau ne ſoient très-engorgés: C'eſt donc en vain qu'on a eu la témérité d'affirmer que l'engorgement des vaiſſeaux qui ſe ramifient dans le cerveau d'un noyé, étoit un ſigne capable de faire juger que le noyé avoit été étranglé, avant d'être jeté dans l'eau. Une conséquence si mal fondée est sans exemple; je n'examinerai point s'il étoit possible de reconnoître l'état du cerveau & de ses vaisseaux, quoique je sois très-convaincu que la fermentation putride avoit déjà altéré la substance propre du cerveau, & par conséquent mis les Chirurgiens dans l'impossibilité de rien statuer de certain sur l'engorgement des vaisseaux du cerveau.

Les Chirurgiens ayant ouvert la poitrine du cadavre, trouverent les poumons extrêmement affaissés & sans eau dans leur intérieur, en conséquence ils jugerent que la personne étoit périe d'une mort violente, avant d'être jetée dans l'eau.

Quel signe plus évident de la putréfaction que cet affaissement extrême des poumons? Sans rappeller ici toutes les circonstances qui peuvent faire sortir l'eau contenue dans les bronches d'un homme mort dans l'eau, & les circonstances qui doivent empêcher l'eau d'entrer dans les poumons d'un homme qui meurt submergé dans ce fluide; qu'on se représente seulement les effets de la fermentation putride & de l'action de l'air développé de la substance des poumons & autres parties environnantes; qu'on se grave profondément dans l'esprit, que tout le col & les extrêmités supérieures du cadavre ne peuvent avoir été rongés par les vers, & en partie détruits par la fermentation putride, sans que l'air n'ait eu une entrée libre entre la plévre & les poumons : dès-lors on concevra avec facilité que l'affaissement extrême des poumons, & l'absence de l'eau dans l'intérieur des bronches, font les effets de la putréfaction & de l'action de l'air sur les poumons ; en conséquence, on jugera que l'affaissement extrême des poumons, & l'absence de l'eau dans les bronches d'un tel cadavre, étoient produits par la putréfaction & par l'action de l'air, & que cet état des poumons ne pouvoit jamais passer pour un signe certain d'une mort violente, qu'on avoit fait éprouver à la personne, avant de la jeter dans l'eau.

Aussi-tôt après l'examen de la poitrine, ils ont passé à celui du bas-ventre ; tous les visceres de cette capacité leur ont paru être dans leur état naturel. Ce fait, bien-loin de porter avec lui le caractere de la vérité, n'annonce pas même la vraisemblance. Un cadavre exposé depuis quinze jours à l action de l'air, de l'eau & de la plus grande chaleur de l'été ; un cadavre dont la tête, le col & les extrêmités supérieures font détruites par la putréfaction ; un cadavre dont les parties génitales ont été rongées par les vers, aura les viſceres du bas-ventre auſſi fains que dans l'état naturel ! Un tel fait paroitra toujours incroyable à ceux qui connoiſſent la ſtructure de l'épiploon, du foie & du méſentere, la diſpoſition des matieres contenues dans les inteſtins vers la fermentation putride, & les cauſes qui déterminent avec tant de promptitude la fermentation putride, dans les organes que renferme le bas-ventre. Non, l'expérience & l'obſervation ne démontreront jamais que le bas-ventre n'eſt pas chez les noyés la partie de leur corps la plus promptement affectée de putridité. Les Chirurgiens qui ont avancé ce fait auroient dû ſe reſſouvenir du rapport que je fis avec eux, il y a environ quatre ans, pendant les froids les plus rigoureux de l'hiver. Un Laboureur accablé ſous le poids des années & des fatigues, meurt d'une violente colique ; on ſoupçonne ſa fille de l'avoir empoiſonné, les Juges prennent connoiſſance de ce ſoupçon, & ils nous ordonnent, huit ou dix jours après ſa mort, de nous tranſporter dans le charnier de Dardilli pour procéder à l'examen du cadavre, & des cauſes de la mort du Laboureur ; malgré le froid exceſſif, malgré la conſtitution naturelle du ſujet qui le rendoit moins propre à ſubir la fermentation putride, malgré l'ouverture de l'abdomen, faite depuis quelques jours par un autre Chirurgien, le bas-ventre se trouva si altéré, qu'il fut impossible de rien statuer sur le genre de mort du Laboureur; il est vrai que les deux Chirurgiens soupçonnerent qu'il avoit été empoisonné, parce qu'ils avoient apperçu sur la tunique interne de l'estomac des taches rouges; mais je leur représentai que de semblables taches se rencontroient ordinairement sur la face interne de l'estomac de tout cadavre, qui commençoit à éprouver les effets de la fermentation, & ils se rangerent à mon avis. En conséquence nous certifiâmes, que la putréfaction nous mettoit dans l'impossibilité de pouvoir décider quelle étoit la cause de la mort du Laboureur; les Juges, à la lecture de ce Rapport, ne douterent plus; ils cesserent leurs poursuites; & la tranquillité regna dans la famille du Laboureur.

Après avoir ouvert le bas-ventre du prétendu cadavre de la fille Rouge, ils examinerent l'estomac & les matieres contenues dans les visceres; ils trouverent l'estomac rempli d'une pâte verdâtre, qu'ils ont pensé être de l'herbage que ladite Rouge avoit mangé, environ une heure avant sa mort, attendu que la digestion de ces aliments ne faisoit que commencer. Juger de la qualité des aliments par la couleur verdâtre d'une pâte renfermée dans l'estomac d'une personne morte depuis quinze jours & cela dans le mois de Juillet ; juger du temps de la digeſtion par la conſiſtance de la pâte alimentaire ; juger que le cadavre, dont la tête, le col & les extrêmités ſupérieures étoient rongés par les vers, étoit celui de Claudine Rouge, n'eſt-ce pas s'expoſer au déſaveu de tous les Maîtres de l'Art ?

Sans faire aucune expérience, ils ont jugé que cette pâte étoit de l'herbage ; au moins ils auroient dû la mêler avec une certaine quantité d'eau pour remarquer ſi la partie colorante étoit ſoluble dans ce fluide : ils ſavoient ſans doute que la partie colorante de la plupart des plantes potageres n'eſt pas ſoluble dans l'eau ; ils ſavoient auſſi que la bile cyſtique tranſportée de l'inteſtin duodenum dans l'eſtomac pouvoit ainſi colorer la pâte alimentaire ; qu'il eſt une infinité de fruits & autres ſubſtances végétales différents des herbes potageres, capables de concilier une couleur verdâtre aux aliments contenus dans l'eſtomac ; qu'une ſubſtance métallique telle que le fer, diſſoute par un acide minéral peut donner cette couleur ; enfin qu'on trouve fréquemment dans l'eſtomac des cadavres qui ont éprouvé un commencement de fermentation putride, des matieres pultiformes de couleur verdâtre. Quelles preuves avoient-ils

que ladite perſonne avoit mangé environ une heure avant ſa mort, ou bién
que la digeſtion ne faiſoit que commencer ? Pouvoient-ils déduire des ſignes
certains, de la ſtructure du corps humain, de l'érat du cadavre, de la qualité de la matiere renfermée dans l'eſtomac, du temps que l'eſtomac emploie
pour digérer, puiſque perſonne juſqu'à
préſent n'a connu le vrai Méchaniſme
de la digeſtion ? On a enfanté des hypo-
theſes, mais on n'a rien dit de certain
ſur cette fonction du corps humain,
lorſqu'il jouit de la plus parfaite ſanté:
donc la connoiſſance vague de la ſtructure de l'eſtomac & de ſes fonctions ne
ſuffit pas pour établir que ladite perſonne avoit mangé une heure avant ſa mort.
L'état du cadavre ne permet pas même
un tel ſoupçon ; car comment concevoir
que la tête, le col & les extrêmités ſupérieures du cadavre ont été détruits par
la pourriture, ſans admettre une altération ſenſible dans les humeurs & les
tuniques de l'eſtomac, plus ſuſceptibles
de corruption que les inteſtins, à cauſe
du voiſinage de la rate, du foie, du
pancréas & de l'épiploon ? L'érat du
cadavre devoit donc leur faire tenir un
autre langage ; il y a lieu de croire
qu'ils l'auroient fait s'ils s'étoient rappellés que des aliments broyés, atténués
& mêlés avec de la ſalive ne reſtent pas

un inſtant dans l'eſtomac d'un homme vivant, & même d'un cadavre, ſans éprouver l'action du mouvement inteſtin qui tend continuellement à les décompoſer. Quoi donc, un cadavre reconnu pour putréfié depuis dix jours, conſerve dans l'eſtomac de l'herbage mâché & mêlé avec de la ſalive, ſans éprouver aucune altération de la part du mouvement inteſtin !

Prenez de l'herbage, broyez-le avec de la ſalive, renfermez ce mêlange dans une veſſie de bœuf ou de cochon, avec une certaine quantité de bile ; expoſez la veſſie à une chaleur capable de faire monter le mercure juſqu'au vingt-cinquieme degré au deſſus du terme de la congélation, ſuivant le thermometre de Réaumur : vous obſerverez qu'avant l'eſpace de trois jours, les matieres contenues commencent à éprouver la fermentation acide, & que huit jours après, la fermentation putride a décompoſé la plus grande partie des matieres ; cependant la veſſie devroit plutôt diminuer les progrès de la fermentation que les favoriſer, parce qu'elle n'eſt pas renfermée comme l'eſtomac du cadavre dans une cavité ſans ceſſe arroſée de fluides portés vers la putréfaction, parce que l'air extérieur n'eſt pas corrompu comme celui qui eſt contenu dans l'abdomen d'un noyé. De cette expérience,

& de l'état du cadavre, il n'eſt perſonne qui ne ſoit à même de juger que la fermentation devoit néceſſairement exiſter dans les matieres que renfermoit l'eſtomac du cadavre, & que la pâte alimentaire ayant été décompoſée par la fermentation, les Chirurgiens étoient dans l'impoſſibilité de ſtatuer ſur ce que ladite perſonne avoit mangé une heure avant ſa mort ; c'eſt encore la ſimple inſpection de cette même pâte qui leur a fait affirmer que la digeſtion de ces aliments ne faiſoit que commencer. Quoi une pâte alimentaire, contenue depuis quinze jours dans un cadavre preſque détruit par la putréfaction, a ſuffi pour les déterminer à certifier, que la digeſtion des aliments ne faiſoit que commencer ! Ils connoiſſoient donc le temps que ladite perſonne employoit pour digérer les différentes eſpeces d'aliments : ils penſoient donc qu'une matiere qu'ils ont ſuppoſé reſter pendant quinze jours dans l'eſtomac d'un tel cadavre, ſans éprouver aucune altération, ne pouvoit pas reſter trois ou quatre heures dans l'eſtomac avant la mort dans le même état où ils l'ont trouvée ; & ils vouloient donc ignorer que des hommes doués d'une parfaite ſanté éprouvent ſouvent des renvois dont la ſaveur leur indique la préſence des aliments qu'ils ont mangés depuis trois ou quatre heures ?

Vous, qui prétendez juger de la validité des conséquences qu'on a déduites des faits que je viens de vous exposer, rappellez-vous que l'engorgement des vaisseaux du cerveau est essentiel aux noyés; que l'affaissement extrême des poumons & l'absence de l'eau dans les bronches d'un homme mort depuis quinze jours, étoient les effets de la putréfaction & de l'action de l'air extérieur; qu'il n'est pas rare de trouver les bronches d'un homme mort dans l'eau, entiérement privés d'eau étrangere; qu'il est possible de rencontrer de l'eau dans les bronches d'une personne morte, avant d'être jetée dans l'eau; qu'il est des circonstances capables de s'opposer à l'introduction de l'eau dans les bronches d'un homme qui se noie; & que les qualités d'une pâte verdâtre contenue dans l'estomac d'un cadavre en putréfaction, ne pouvoient indiquer ni l'espece d'aliments, ni le temps employé pour la digestion. Il me semble que je vois déjà la prevention s'évanouir, & la vérité triompher; peut-être m'opposera-t-on les expériences, que les deux Chirurgiens ont rapportées dans un Ouvrage composé pour justifier leur Rapport; si elles étoient aussi exactes qu'ils l'annoncent les partisans de leur système pourroient hésiter; mais comme le rapport de ces expériences, particuliérement de la troisieme , n'eſt pas de la derniere exactitude , je penſe qu'il convient de déclarer publiquement , qu'invité par un de ces Chirurgiens aux Rapports à être témoinde l'examen d'un chien noyé depuis vingt-quatre heures , dans une eau colorée avec de l'encre , je me tranſportai avec lui & un de mes Confreres dans la chambre du Chirurgien de l'Oratoire , qui prit le chien par les jambes de derriere & le mit ſur une table ; le Député aux Rapports en fit l'ouverture , les poumons n'étoient point gonflés, ils jouiſſoient de leur couleur naturelle , la trachée-artere ne contenoit point une liqueur noire & écumeuſe , ce ne fut qu'en ouvrant les principales ramifications des bronches , qu'on apperçut quelques portions de la partie colorante , comme adhérentes aux parois des bronches ; mais en comprimant les poumons , il ne ſortit point d'eau noire & écumeuſe : ajoutez que ledit Chirurgien ne fit l'ouverture ni de l'eſtomac , ni des inteſtins : Cependant le même fait eſt rapporté de la maniere ſuivante , *page 26 , troiſieme expérience.*

„ Nous fîmes noyer un chien dans
„ de l'eau colorée avec ſuffiſante quan-
„ tité d'encre ; enſuite, l'ouverture faite,
„ toujours avec la précaution d'éxa-
„ miner l'épiglotte , que nous avons

,, conſtamment trouvé élevée dans tous
,, les animaux qui ont ſervi à nos
,, Expériences, nous vîmes dans la
,, trachée-artere une liqueur noire &
,, écumeuſe, les poumons très-gonflés
,, & auſſi noirs que s'ils avoient été
,, gangrénés. En les comprimant, il
,, ſortoit par la trachée-artere une eau
,, noire & écumeuſe, comme celle que
,, contenoit ce conduit. Nous trouvâ-
,, mes de cette eau colorée dans l'eſto-
,, mac, mais en très - petite quantité ;
,, nous remarquâmes qu'il n'en étoit
,, point entré dans les inteſtins. ,,

Hommes qui jugez par les apparences, apprenez combien il faut ſe tenir
en garde, même contre les faits les plus
vraiſemblables. Si deux Chirurgiens
vous rapportent des expériences qu'ils
aſſurent avoir faites en préſence de deux
Médecins ; ſi ces deux Médecins ſont
prêts d'atteſter que le détail deces expériences faites devant eux eſt inexact,
que devez - vous penſer d'un Rapport
inconſéquent & fait ſans témoins par ces
mêmes Chirurgiens ? Serez-vous encore
aſſez prévenus pour oſer déduire des
faits incertains ou mal circonſtanciés,
de fauſſes conſéquences ? Direz - vous
qu'il étoit inutile de vous démontrer
les dangereux effets d'un Rapport qui
n'offre ni faits vraiſemblables, ni conſéquences juſtes ? Vous avez un cœur trop

fenfible à la voix de la vérité & de l'humanité, pour ne pas applaudir à notre
ouvrage, fruit de l'expérience & de
l'obfervation.

Nifi utile eft quod facimus, ftulta eft gloria.
Phedr. Fab. lib. 3.

V U bon. A Lyon le 18 Février
1768.

PULLIGNIEU.

V U l'Approbation ci - deffus.
Permis d'imprimer. A Lyon le 18
Février 1768.

POSUEL DEVERNEAUX.